W0259230

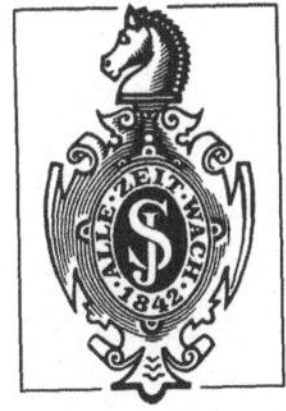
ALLE ZEIT WACH
SJ
1842

Röntgenologische Herzvolumenbestimmung

Herausgegeben von
M. Kaltenbach und H. Klepzig

Mit 76 Abbildungen und 39 Tabellen

Springer-Verlag
Berlin Heidelberg New York 1983

Prof. Dr. Martin Kaltenbach
Zentrum der Inneren Medizin, Abteilung für Kardiologie
Klinikum der Johann Wolfgang Goethe-Universität,
Theodor-Stern-Kai 7, 6000 Frankfurt 70

Prof. Dr. Helmut Klepzig
Klinik für Herz- und Gefäßkrankheiten der
Krankenversorgung der Bundesbahnbeamten,
Sodener Straße 43, 6240 Königstein

ISBN-13:978-3-540-11820-6 e-ISBN-13:978-3-642-68739-6
DOI: 10.1007/978-3-642-68739-6

CIP-Kurztitelaufnahme der Deutschen Bibliothek. Röntgenologische
Herzvolumenbestimmung/hrsg. von M. Kaltenbach u. H. Klepzig. -
Berlin; Heidelberg; New York : Springer, 1983.
ISBN-13:978-3-540-11820-6

Satz: Schreibsatz-Service Weihrauch, Würzburg

2121/3140-543210

Vorwort

Das Anliegen dieses Buches ist, die Bedeutung der röntgenologischen Herzvolumenbestimmung in der Klinik darzulegen. Man sollte sich heute nicht mehr mit dem Ergebnis einer Röntgenuntersuchung begnügen, das z.B. lautet: „Das Herz erscheint leicht vergrößert." Überall in der Wissenschaft und Praxis streben wir nach Maß und Zahl, warum nicht auch bei der Herzgrößenbestimmung?

Schon zu Beginn der klinischen Röntgenologie um die Jahrhundertwende bestimmte Moritz die Herzgröße mittels Orthodiagraphie, einer für die Praxis zu umständlichen Methode; 1916/17 ermittelte Rohrer die Herzgröße aus der Projektion des Herzens in 2 Ebenen und bezeichnete sie als „Herzvolumen"; 1932 führte Kahlstorf die erste praktisch brauchbare Methode ein, und schon im folgenden Jahr veröffentlichte Nylin die erste größere Studie mit dieser Methode. Sie wurde inzwischen mehrfach verbessert.

Im folgenden werden die heute gebräuchlichen Methoden dargestellt und die gewonnenen Ergebnisse beim Normalen, beim Dauersportler und bei verschiedenen Herzkrankheiten geschildert. Der letzte Teil ist der Frage gewidmet, wieweit das Herzvolumen durch Medikamente beeinflußt wird.

Frankfurt/Königstein, Oktober 1982

M. Kaltenbach
H. Klepzig

Inhaltsverzeichnis

Mitarbeiterverzeichnis*

* Die Anschrift jedes erstgenannten Autors ist bei dem entsprechenden Beitrag angegeben

[1] Seite, auf der der Beitrag beginnt

Bedeutung und Durchführung von Herzvolumenbestimmungen

P.K. Frisch und H. Klepzig

Klinik für Herz- und Gefäßkrankheiten der Krankenversorgung der Bundesbahnbeamten, Sodener Straße 43, 6240 Königstein

Eine kritische Bewertung der Methoden der röntgenologischen Herzgrößenbestimmung und ihrer Stellung im Rahmen der kardiologischen Diagnostik und Verlaufsbeurteilung von Herzkranken verlangt zunächst eine Definition dessen, was man unter röntgenologischem Herzvolumen oder besser röntgenologischer Herzgröße zu verstehen hat. Als Herzvolumen wird diejenige Wassermenge bezeichnet, die das Herz einschließlich des Perikards nach Abbinden der großen Gefäße verdrängt. Das Herzvolumen ist also nicht gleichbedeutend mit dem Inhalt der Herzhöhlen, sondern beinhaltet die Gesamtheit

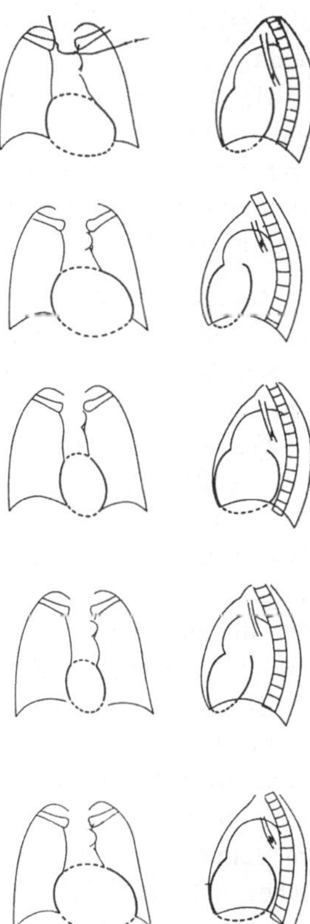

Abb. 1. Die Beeinflussung der Herzgröße durch die Variabilität des Tiefendurchmessers

Röntgenologische Herzvolumenbestimmung
Herausgegeben von M. Kaltenbach und H. Klepzig

von Herzmuskulatur, Herzhöhlen und Perikard einschließlich der Flüssigkeit im Perikardialraum.

Die räumliche Ausdehnung des Herzens macht es erforderlich, die dreidimensionale Messung, also das volumetrische Maß, als Einheit für die Herzgrößenbestimmung zu verwenden. Nur ein- resp. zweidimensionale Messungen zur Beurteilung der Gesamtherzgröße heranzuziehen, also etwa die Standardthoraxaufnahme, ist unzureichend. Sie wäre nur dann möglich, wenn eine feste Beziehung zwischen Quer- und Tiefenausdehnung bestünde. Dies trifft aber nicht zu (Abb. 1).

Die Schwankungsbreite der Tiefenausdehnung des Herzens entspricht derjenigen nach rechts und links. Daraus ergibt sich als 1. Grundsatz:

Für eine effektive und reproduzierbare Herzgrößenbestimmung sind mindestens 2 Aufnahmen oder ein sagittales und ein transversales Orthodiagramm notwendig.

Das Herzvolumen wird nun aber durch physiologische Faktoren beeinflußt, die bei der Größenberechnung bedacht werden müssen, insbesondere Körperstellung, Herzzyklus, Herzfrequenz und Atmung. Schon Moritz [10] hat bei seinen Untersuchungen erkannt, daß das Herz des Stehenden kleiner ist als das des Liegenden. Ursache hierfür ist die unterschiedliche Füllung des Herzens. Diese sich von Tag zu Tag ändernden Füllungsschwankungen sind im Stehen wesentlich größer als im Liegen und betreffen sowohl Herzgesunde als auch Sportler und Herzkranke, letztere aber in geringerem Ausmaß (Tabelle 1). Besonders ausgeprägt sind sie bei großen Personen, bei Kreislaufregulationsstörungen, bei länger anhaltenden Fieberzuständen und durch lange Bettruhe bedingt.

Die orthostatischen Einflüsse können durch waagerechte Lagerung ausgeschaltet und damit die Blutverteilung entscheidend verringert werden. Wiederholte Untersuchungen über 16 Monate hinweg haben ergeben, daß dann die Schwankungen des Herzvolumens in einem sehr kleinen Streubereich gelegen sind. Damit ergibt sich als 2. Grundsatz für die Herzgrößenbestimmung:

Da das Ausmaß der hydrostatischen Blutverschiebungen, die die Herzgröße beeinflussen, variabel und nicht überschaubar ist, sollten diese bei der Herzgrößenbestimmung ausgeschaltet werden. Man wird also die Untersuchung möglichst in liegender Position vornehmen (Abb. 2).

Wenden wir uns nun dem Herzzyklus zu, so kann man davon ausgehen, daß zwischen systolischem und diastolischem Herzvolumen Unterschiede bestehen, deren Ausmaße dann der Berücksichtigung bedürfen, wenn die Untersuchung im Stehen erfolgt. Die Ursache hierfür liegt wohl in der vermehrten Pulsation des Herzens als Folge der verlangsamten Füllung des rechten Vorhofs bei erniedrigtem Venendruck. Dagegen sind die Pulsationen beim Liegenden wesentlich geringer: Bei der Ventrikelkontraktion wird die Ventilebene bei gleichzeitiger Füllung der Vorhöfe zur Spitze hin verlagert. So ist die Differenz zwischen maximalem diastolischem und systolischem Volumen in jedem Fall kleiner als das Schlagvolumen des linken und rechten Herzens. Auch wenn beide Aufnahmen nicht synchron ausgelöst werden, so ist es unwahrscheinlich, daß beide Belichtungen genau zum Zeitpunkt der maximalen Systole erfolgen, da diese sich im Vergleich zum übrigen Herzzyklus über eine relativ kurze Zeitdauer erstreckt. Es ist daher nicht wahrscheinlich, daß beide Belichtungen den Augenblick der stärksten Verkleinerung oder Vergrößerung erfassen [5]. Nachdem Jonsell [7] selbst bei zweimaliger

Tabelle 1. Umfang der Größenunterschiede des Herzens zwischen Untersuchung im Liegen und Stehen bei gesunden und herzkranken Männern (*m*) und Frauen (*w*)

	n		Volumen im Stehen [cm³]				Volumen im Liegen [cm³]				Differenz Liegen – Stehen [cm³] Absolut				Relativ			
	m	w	m		w		m		w		m		w		m		w	
Normalherzen	36	23	737	144,7	585	78,1	598	113,2	485	56,7	139	72,9	100	52,2	18,8	9,9	17,1	8,9
Angeborene Vitien	19	17	937	216,9	763	234,0	808	190,8	680	236,2	129	86,8	83	54,2	13,7	9,2	11,0	7,1
Erworbene Vitien	29	42	1158	296,6	877	298,0	1019	299,9	782	313,1	139	81,0	95	60,0	12,0	7,0	10,8	6,8
Herzen bei Hypertonie	16	18	943	201,0	701	130,2	821	169,4	610	138,0	122	78,0	91	60,0	12,9	8,5	13,3	8,5
Insuffiziente Herzen	22	18	1219	309,8	1042	409,9	1087	298,3	913	391,0	132	70,3	99	64,2	10,9	5,8	9,5	6,1
Sportlerherzen	44		1008	140,2		–	872	142,2	–	–	136	92,0	–	–	13,4	7,1	–	–

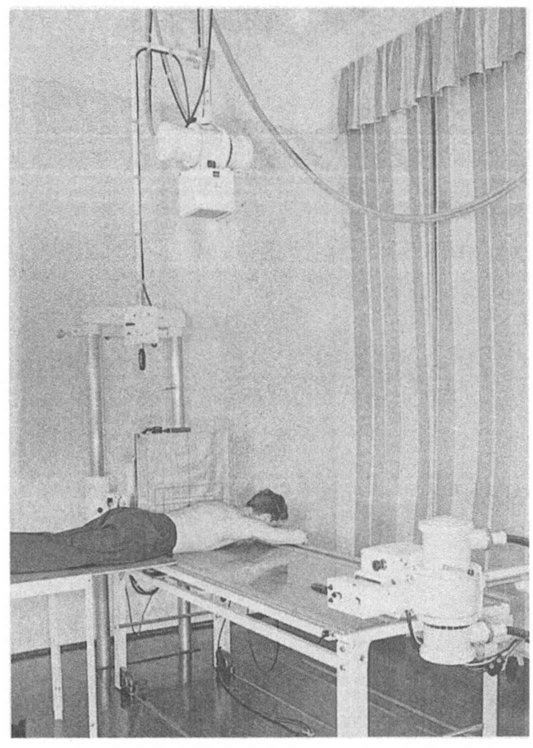

Abb. 2. Aufnahmeanordnung nach Lagerung des Patienten zur Anfertigung von Röntgenbildern für Herzvolumenbestimmung

Untersuchung im Stehen unter diesen Bedingungen nur eine mittlere Schwankungsbreite von 3,3%, entsprechend einem Sigmawert von ± 26 ml, für eine Einzelbestimmung fand, ist die Fehlerbreite so klein, daß sich für deren Eliminierung kein besonderer technischer Aufwand lohnt.

Schließlich sei ein nicht unwesentlich erscheinender technischer Hinweis erlaubt: Löst man die Aufnahmen hintereinander aus, so wird erstens die Menge der Streustrahlen erheblich verringert und zweitens durch Verwendung einer Bucky-Blende anstelle eines Kreuzrasters die Bildschärfe deutlich verbessert.

Die Herzfrequenz selbst hat keinen Einfluß, solange sie unter ca. 120 Schlägen pro Minute bleibt. Auch Vorhofflimmern mit niedriger Frequenz hat nach eigenen Untersuchungen keinen merklichen Einfluß auf die Herzgröße [5].

Die Atmung spielt so lange keine Rolle, wie sie ruhig und gleichmäßig ist. Die Änderungen der Herzfläche im p.-a. Strahlengang, Verkleinerung in Inspirationsstellung, Vergrößerung in Exspirationsstellung, werden, wie Seitaufnahmen erkennen lassen, durch Zunahme des Tiefendurchmessers in Inspiration und Abnahme in Exspiration ausgeglichen. Erst bei sehr starker In- oder Exspiration kann ebenso wie bei Preßatmung eine wesentliche Volumenänderung festgestellt werden. So kann beim Valsalva-Preßversuch eine Verkleinerung bis 50% erreicht werden. Eigene Untersuchungen ergaben beim Müllerschen Saugversuch im Liegen dagegen keine signifikante Änderung der Herzgröße.

Als 3. Grundsatz für eine exakte Herzgrößenbestimmung kann man also festhalten: Rücksicht auf den Herzzyklus, auf eine Frequenz unterhalb von 120/min und die Atemstellung in Ruhe, braucht nicht genommen zu werden. Dagegen ist ein Valsalva-Preßversuch unbedingt zu vermeiden.

Unter Berücksichtigung der genannten Grundsätze wird die Herzgröße möglichst am liegenden Patienten in leichter Inspirationsstellung durch Aufnahmen, die die räumliche Dimension des Herzens erfassen, ermittelt. Das Ergebnis wird zahlenmäßig in Milliliter ausgedrückt.

Prinzipiell stehen uns 3 Methoden zur Herzgrößenbestimmung zur Verfügung:

1. die tomographischen Methoden,
2. die Herstellung eines Herzmodells und Bestimmung seiner Wasserverdrängung,
3. die geometrischen Methoden als Modifikation derjenigen von Rohrer [13] und Kahlstorf [8].

Die Ermittlung der Herzgröße aus Schichtaufnahmen, wie sie zuletzt von Gebhard [6] inauguriert wurde, ist vorwiegend für wissenschaftliche Untersuchungen geeignet, nicht aber für den Routinegebrauch.

Für die von Büchner u. Griese [2] angefertigten Herzmodelle benötigt man nur 4 Aufnahmen, die das Herz in verschiedenen Ebenen und gleichzeitig ein am Patienten angebrachtes Lokalisationsband erfassen. Die Messung der Wasserverdrängung des orthodiametrisch angefertigten Modells ergibt die Herzgröße in Milliliter in der größten bekannten Genauigkeit, ist also für wissenschaftliche Zwecke sehr geeignet, wegen des erheblichen Zeitaufwandes jedoch für Routineuntersuchungen nicht durchführbar.

Es bleiben also für praktisch-klinische Zwecke nur die geometrischen Methoden übrig. Seit 1916 Rohrer [13] erstmals eine solche angab, wurden zahlreiche weitere Versuche unternommen, brauchbare und verbesserte Grundlagen für die Herzgrößenbestimmung zu schaffen. Neben Kahlstorf [8] waren es die schwedische Schule mit Nylin [12], aber auch zahlreiche andere Untersucher, die sich um einen gangbaren Weg bemühten. In Deutschland kommt Reindell und seiner Schule das Verdienst zu, nicht nur die Herzgrößenbestimmung als solche inauguriert, sondern auch unter Einbeziehung der gesamten Leistungsfähigkeit des Organismus in das Untersuchungsverfahren die Aussagekraft der Methode erweitert zu haben. Grundsätzlich sollte derjenigen Methode der Vorzug gegeben werden, welche

1. für den Patienten die geringste Strahlenbelastung bringt,
2. nicht zu kostspielig ist,
3. arbeitsmäßig nicht zu aufwendig ist, um möglichst verbreitet eingesetzt zu werden,
4. eine für klinische Belange ausreichende Genauigkeit und damit Reproduzierbarkeit ergibt.

Dies gilt u.E. für die Kahlstorf-Rohrer-Methode in der Modifikation von Musshoff u. Reindell [11] sowie Frisch u. Kaltenbach [4] unter der Voraussetzung, daß das Herzrechteck exakt nach dem größten Längen- resp. Breitendurchmesser orientiert wird (Abb. 3a, b). Es sind dann, wie wir gemeinsam mit Kaltenbach zeigen konnten, die

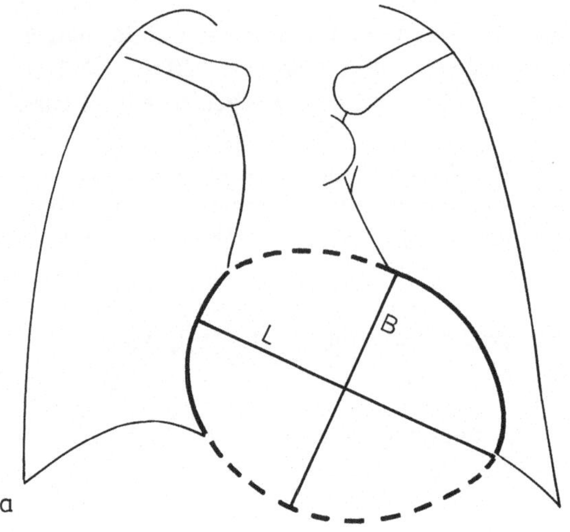

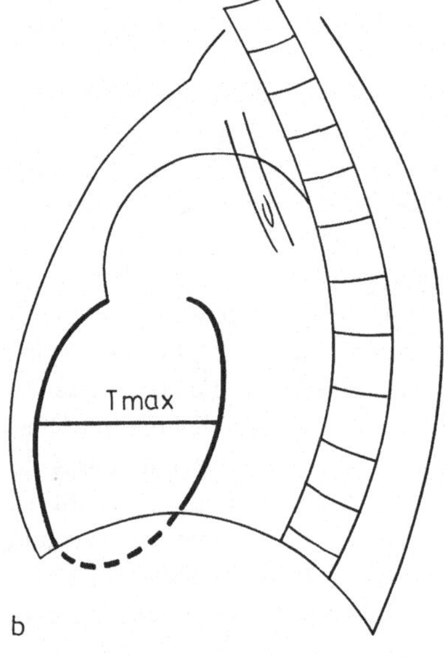

Abb. 3a, b. Hilfslinien zur Errechnung des Herzvolumens. **a** Zur Ellipse ergänzte vordere Herzkontur nach größtem Längen- und größtem Breitendurchmesser. **b** Größter querer Tiefendurchmesser in frontalen Strahlengang

Differenzen zur planimetrierten Herzfläche am geringsten. Bei einem für die beiden Röntgenaufnahmen gewählten Fokus-Film-Abstand von 2 m ergibt sich zur Errechnung der Herzgröße die Formel

$$V = l \cdot b \cdot t \cdot 0{,}4,$$

wobei l der Längs-, b der Querachse der Projektion des angenommenen Ellipsoids auf die frontale Ebene und t der größten horizontalen Achse in der lateralen Projektion entspricht.

Der Faktor 0,4 gleicht den Fehler der vergrößerten Abbildung des Herzens, resultierend aus den Abständen Herz/Film und Röhre/Film für die 2 m Distanz, aus und berücksichtigt die mathematische Ellipsenformel.

Da bei Untersuchungen im Liegen für die p.-a. Aufnahme meist keine entsprechenden Räumlichkeiten zur Verfügung stehen, die einen Film-Fokus-Abstand von 2 m ermöglichen, wurde gemeinsam mit Watzke [14] sowie Watzke et al. [15] eine vereinfachte Methode entwickelt, die es erlaubt, in allen Röntgenpraxen mit einer einfachen Grundausstattung, bestehend aus einem Röntgengerät Größe II, einem Bucky-Wandstativ und Lagerungstisch, dieselben Resultate zu erzielen wie nach dem Musshoff-Reindell-Vorgehen.

Bei der Sagittalaufnahme im p.-a. Strahlengang liegt der Patient in rechter Seitenlage derart auf dem Anstelltisch, daß sein Oberkörper fest dem Bucky-Wandstativ anliegt (Abb. 4). Für die Aufnahme im dextrosinistralen Strahlengang erfolgt die Drehung in Bauchlage, so daß die plattennahe linke Thoraxseite so nahe wie möglich an das Wandstativ zu liegen kommt (Abb. 5).

Vergleichsuntersuchungen an 92 herzgesunden und herzkranken Patienten zwischen der Musshoff-Reindell-Methode und der Umlagerungsmethode haben eine statistisch signifikante Übereinstimmung ergeben, so daß die letztere für die Belange der Klinik und Praxis von ausreichender Genauigkeit ist.

Die Fehlerbreite der geometrischen Methode zur Herzgrößenbestimmung liegt nach den Untersuchungen von Friedmann [3] bei ±5%, nach denen von Mußhoff u. Reindell [11] bei 3–3,5% und nach denen von Axen et al. [1] bei 3,3%. Die Variationsbreite bei der Ausmessung der Röntgenaufnahmen durch 3 verschiedene Untersucher liegt bei 1%.

Ziel dieser Betrachtungen war es, darzustellen, daß durch die röntgenologische Herzgrößenbestimmung anstelle einer qualitativen Einschätzung der Herzgröße Zahlen ermittelt werden, die an Genauigkeit für die praktischen Bedürfnisse genügen und die in der Lage sind, dieser Methode im Rahmen der konventionellen Diagnostik von Herz- und Kreislauferkrankungen einen festen Stellenwert einzuräumen.

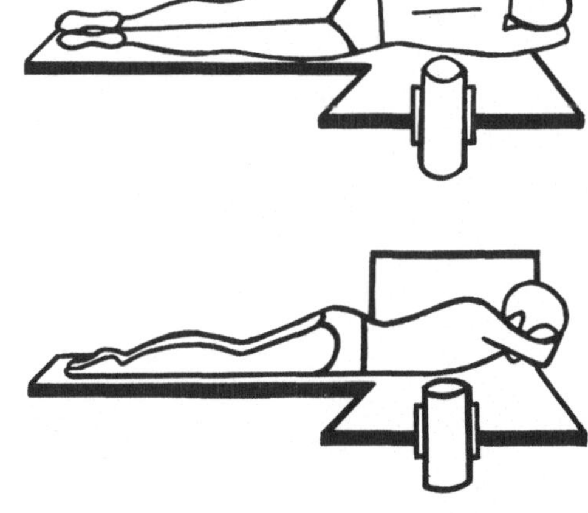

Abb. 4. Anordnung zur radiologischen Herzgrößenbestimmung für die dorsoventrale Sagittalaufnahme

Abb. 5. Anordnung zur radiologischen Herzgrößenbestimmung für die Aufnahme im dextrosinistralen Strahlengang

Literatur

1. Axen O, Lindgren E, Malmström G (1946) Till kännedom om mötfelen vid Liljestrand-Lysholm-Nykin-Zachrisson metod för hjärtvolymbestäming. Nord Med 29:592
2. Büchner H, Griese M (1960) Röntgenologische Herzvolumenbestimmung und Herzmodellierung. Bisherige Methoden und ein neuer Beitrag zur routinemäßigen klinischen Durchführung. Arch Kreislaufforsch 32:292
3. Friedmann CE (1951) Heart volume, myocardial volume and total capacity of the heart cavities in certain chronic heart disease. Acta Med Scand 140:243
4. Frisch P, Kaltenbach M (1963) Planimetrische Herzfläche und Moritz'sches Herzrechteck als Ausgangswerte der Herzvolumenbestimmung. Z Kreislaufforsch 52:243
5. Frisch P, Klepzig H (1962) Der Einfluß der absoluten Arrhythmie auf die Herzgröße. Z Kreislaufforsch 51:789
6. Gebhardt W (1957) Eine neue Methode der roentgenologischen Herzvolumenbestimmung mit Hilfe des simultanen Schichtverfahrens im Vergleich zu den bisher üblichen Methoden. Klin Wochenschr 35:1119
7. Jonsell S (1939) A method for the determination of the heart size by teleroentgenography (a heart volume index). Acta Radiol [Diagn] (Stockh) 20:325
8. Kahlstorf A (1932) Über eine orthodiagraphische Herzvolumenbestimmung. ROEFO 45:123
9. Klepzig H, Frisch P (1965) Roentgenologische Herzvolumenbestimmung. Thieme, Stuttgart
10. Moritz F (1928) Zur Beurteilung der Herzgröße. ROEFO 38:993
11. Musshoff K, Reindell H (1956, 1957) Zur Roentgenuntersuchung des Herzens in horizontaler und vertikaler Körperstellung. I. Mitteilung: Der Einfluß der Körperstellung auf das Herzvolumen; II. Mitteilung: Der Einfluß der Körperstellung auf die Herzform. Dtsch Med Wochenschr 51:1001, 82:26
12. Nylin G (1957) The clinical applicability of roentgenological heart volume. Determination with special reference to the residual blood. Acta Cardiol (Brux) 12:588
13. Rohrer F (1916) Volumenbestimmungen von Körperhöhlen und Organen auf orthodiagraphischem Wege. ROEFO 24:285
14. Watzke K (1972) Methoden der Herzvolumenbestimmung. Med Klin 47:1539
15. Watzke K, Frisch P, Klepzig H (1973) Eine vereinfachte Methode der radiologischen Herzgrößenbestimmung. Münch Med Wochenschr 47:2146

Herzvolumen im Sitzen mit hochgelagerten Beinen, Beurteilung der Lungenstrukturen

H.E. Riemann

Abteilung für Röntgendiagnostik III, Klinikum der Johann Wolfgang Goethe-Universität, Theodor-Stern-Kai 7, 6000 Frankfurt 70

Einleitung

Die radiologische Herzvolumenbestimmung ist in vielen Kliniken fester Bestandteil der kardiologischen Diagnostik und hierbei besonders für die Verlaufsbeurteilung sehr hilfreich. In den Referaten des methodischen Teiles wird auf die verschiedenen Verfahren der Herzvolumenbestimmung und ihre unterschiedlichen Ergebnisse ausführlich eingegangen. An dieser Stelle soll zur Beurteilbarkeit von Lungenstrukturen auf Herzvolumenaufnahmen Stellung genommen werden. Die Erfahrung lehrt, daß Lungenstrukturen auf den üblichen Thoraxaufnahmen in Bauch- oder Rückenlage nicht vollständig beurteilbar sind. Selbst gröbere Verschattungen stellen sich nur unzureichend dar. Wie Hopf et al. (1977) zeigen konnten, war bei Gesunden, die im Sitzen mit bis auf Herzhöhe hochgelagerten Beinen untersucht worden waren, die Schwankungsbreite des Herzvolumens ähnlich den im Liegen gefundenen Ergebnissen.

Wir haben daher geprüft, ob es möglich ist, mit 2 in dieser Position angefertigten Röntgenthoraxaufnahmen sowohl das Herzvolumen als auch die Lungenstrukturen vollständig zu beurteilen.

Methodik

Für einen exakten Vergleich war es unerläßlich, zusätzlich zu den üblichen Aufnahmen des Thorax in 2 Ebenen und den Herzvolumenaufnahmen im Liegen beim gleichen Patienten die Aufnahmen im Sitzen mit hochgelagerten Beinen auszuführen.

Im einzelnen wurden angefertigt:

1. Herzvolumenaufnahmen im Liegen, Bauchlage, p.a. und frontal links anliegend;
2. Herzvolumenaufnahmen im Sitzen mit um 20 ° zurückgeneigtem Oberkörper, a.-p. und frontal links anliegend;
3. Thoraxaufnahmen im Stehen in ein oder zwei Ebenen.

Alle Aufnahmen erfolgten in Hartstrahltechnik mit Hartstrahlraster und einem Film-Fokus-Abstand von 2 m. Die Belichtung war mittels Organautomatik geregelt. Geachtet wurde besonders auf eine exakte Einstellung der Röntgenaufnahmen, so daß eine vergleichbare Darstellung aller Thoraxstrukturen resultierte. Es war auch die Schaltung der Jonisationskammern den jeweiligen Aufnahmepositionen angepaßt.

Röntgenologische Herzvolumenbestimmung
Herausgegeben von M. Kaltenbach und H. Klepzig

Tabelle 1. Aufschlüsselung des Patientenkollektivs

1. Normalkollektiv – herzgesunde Patienten	20
2. Patienten mit Herzerkrankungen	105
Darunter	
a) Herz- und Gefäßmißbildungen	20
(2mal VSD, 14mal ASD, 2mal Fallot-Tetralogie, 1mal Ductus art. apert., 1mal Fehlmündung der V. pulmonaris)	
b) Kardiomyopathie	20
(2mal COCM, 18mal HOCM)	
c) Koronare Herzkrankheit	20
d) Mitralvitium	20
e) Aortenvitium	20
f) Pulmonalklappenstenose	20
3. Vergleichskollektiv	
Lungenfibrose bei M. Boeck	10

Patientenkollektiv

Insgesamt sind 135 Patienten (67 Frauen, 68 Männer) im Alter von 18–66 Jahren untersucht worden. Tabelle 1 zeigt die klinischen Diagnosen, die bei den pathologischen Befunden durch zusätzliche Spezialuntersuchungen (Herzkatheter, Koronarographie, Angiokardiographie und teilweise Myokardbiopsie) gesichert waren. In den Vergleich der Lungenstrukturen ist eine Kontrollgruppe von 10 Patienten mit einer histologisch verifizierten Lungenfibrose (Morbus Boeck) einbezogen worden. Bei diesen Patienten wurde keine Herzvolumenaufnahme im Liegen ausgeführt.

Beurteilungskriterien

Die Bestimmung des Herzvolumens erfolgte in der üblichen Weise, wobei 2 Untersucher getrennt auswerteten. Die Bewertung der Gesamtaufnahmequalität hinsichtlich der Lungenstrukturen hat ein in der Thoraxdiagnostik besonders erfahrener Radiologe vorgenommen. Dabei lagen die entsprechenden Aufnahmen nebeneinander vor. Als Maßstab für die Beurteilung der zentralen und peripheren Lungenabschnitte dienten die Erkennbarkeit der Lungengefäßzeichnung, ihre Verteilung und die Darstellung sonstiger interstitieller Strukturen. Außerdem wurde das Verhältnis der Gefäßdurchmesser in Ober- und Unterfeldern als Maß für die Perfusionsverteilung verglichen. Der Durchmesser der A. pulmonalis intermedia dextra wurde bestimmt.

Ergebnisse

1. Herzvolumen. Im Normalkollektiv (n=20) war das relative Herzvolumen im Sitzen statistisch um 0,55% höher. Bei den Patienten mit Herzvitien, koronarer Herzerkrankung und Kardiomyopathien, die hier zusammengefaßt werden können (n=105), waren gleichartige Ergebnisse zu beobachten. Das relative Herzvolumen war auch hier statistisch zwischen 1,0 und 5,06% höher aus den Aufnahmen im Sitzen bestimmt worden. Die Einzelheiten dieser Auswertung sind von Müller (1981) mitgeteilt worden.

2. Lungenstrukturen. Die Lungenstrukturen waren auf Herzvolumenaufnahmen im Liegen praktisch nicht beurteilbar. Bei den Herzvolumenaufnahmen im Sitzen, verglichen mit den Thoraxaufnahmen im Stehen, wurde beim Normalkollektiv und bei den Herzkranken die Gesamtqualität der Aufnahmen und die Darstellung der Hilusstruktur bewertet in

87 Fällen mit „gut" (69,6%),
38 Fällen mit „befriedigend" (30,4%).

Drei Röntgenaufnahmen im Sitzen von den 10 Patienten mit gesicherter Lungenfibrose waren nur befriedigend beurteilbar. In diesen Fällen wäre eine (Verdachts-)Diagnose sehr erschwert gewesen. Eine an sich dabei notwendige Doppelblindstudie war bei dem kleinen Kollektiv nicht sinnvoll. Beim Vergleich der beiden Sagittalaufnahmen im Sitzen und Stehen wurde eine sehr gute Übereinstimmung der Perfusionsverteilung zwischen Ober- und Unterfeld gefunden. Lediglich bei 8 Patienten mit Herzerkrankungen verschiedener Art traten Abweichungen nach beiden Seiten auf. Untersuchungstechnische Gründe (Lagerung, Wartezeit) lassen sich dabei nicht ausschließen.

Die Wiedergabe der peripheren Gefäßzeichnung bei Herzvolumenaufnahme a.-p. im Sitzen entsprach beim direkten Vergleich mit der p.-a. Aufnahme im Stehen in 95 Fällen (76%) den Anforderungen, die an konventionelle Thoraxaufnahmen gestellt werden müssen. Bei 30 Aufnahmen waren zentrale und/oder periphere Lungenzeichnung nur eingeschränkt verwertbar.

3. Herzfigur und Mediastinum. In keiner Gruppe der Untersuchten konnte eine Änderung der röntgenologischen Herzkonfiguration oder auch der Darstellung des Mediastinums festgestellt werden. Die charakteristische Ausprägung beispielsweise bei Klappenvitien erfuhr zwischen Stehen und Sitzen keine Veränderung am Herzschatten.

Diskussion

Herzvolumenaufnahmen im Liegen lassen sich technisch sehr leicht durchführen. Sie sind jedoch für die Beurteilung der Lungenstruktur unbrauchbar. Es müssen daher zusätzliche Thoraxaufnahmen im Stehen in jedem Fall angefertigt werden. Außerdem ist die Untersuchung in Bauchlage für Frischoperierte, Adipöse und bei kardialer Insuffizienz sehr belastend.

Da bei Herzvolumenaufnahmen im Sitzen mit herabhängenden Beinen Volumenabweichungen bis zu 30% gefunden wurden (Musshoff u. Reindell 1956–59), kommen sie als Alternative nicht in Betracht.

Demgegenüber zeigt die Herzvolumenaufnahme im Sitzen mit hochgelagerten Beinen praktisch keine Abweichungen gegenüber den im Liegen ermittelten Werten. Die Untersuchungen von Hopf et al. (1977) können damit bestätigt werden. Herzvolumenaufnahmen im Sitzen mit hochgelagerten Beinen sind bei 70% der Untersuchten für die Beurteilung der Lungenstruktur gut brauchbar. Damit sind für Verlaufskontrollen zusätzliche Thoraxaufnahmen im Stehen entbehrlich. Für die Patienten bedeutet dies eine Halbierung der Strahlenbelastung und außerdem Steigerung des Untersuchungskomforts.

Bei Erstuntersuchungen jedoch und in den Fällen, bei denen eine Parenchymerkrankung der Lungen bekannt ist oder vermutet wird, kann auf konventionelle Thoraxaufnahmen nicht verzichtet werden. Bei 30% unzureichender Beurteilbarkeit des Lungenparenchyms würde sonst ein diagnostisch erheblicher Verlust eintreten.

Die Aufnahmetechnik im Sitzen ist umständlicher und damit zeitraubend, bedingt durch Anpassung von Röhrenstativ und Rasterfilmhalterung an jede neue Patientenposition. Die Entwicklung großformatiger Bildverstärker in den letzten Jahren hat es ermöglicht, Herzvolumenaufnahmen in beliebiger Position auch mit dosissparender 100-mm-Technik auszuführen. Aufnahmen vom Ausgangsbildschirm des Bildverstärkers reduzieren die benötigte Dosis auf 1/5 bis 1/10 derjenigen von Großaufnahmen. Christie (1978) hat diese Möglichkeit an einem größeren Kollektiv untersucht und gute Ergebnisse erzielt. Eigene Versuche bestätigen dieses Ergebnis, wobei wir allerdings z.Z. nur Aufnahmen im Liegen ausführen können.

Literatur

1. Christie D (1975) Radiologic heart volume from 100 mm photofluorogramms. Acta Radiol 16: 313–320
2. Christie D (1978) Physical correlates of radiologic heart volume. Acta Radiol 19:732–736
3. Hopf R, Böhmer D, Kaltenbach M (1977) Röntgenologische Herzvolumenbestimmung. ROEFO 127:167–169
4. Müller M (1981) Eine neue Form der Herzvolumenbestimmung im Sitzen bei gleichzeitiger Beurteilbarkeit der Lungen. Inaugural Dissertation, Universität Frankfurt a.M.

Normwerte des röntgenologisch bestimmten Herzvolumens

M. Kaltenbach

Zentrum für innere Medizin, Abteilung für Kardiologie, Klinikum der Johann Wolfgang Goethe-Universität, Theodor-Stern-Kai 7, 6000 Frankfurt 70

Die Größe des Herzvolumens schwankt beim Gesunden entsprechend Körperdimension und Geschlecht beträchtlich. Beim Erwachsenen liegt die normale Schwankungsbreite etwa zwischen 400 und 1200 ml, beim Kleinkind finden sich Werte bis ca. 50 ml. Um eine „Normalgröße“ des Herzvolumens angeben zu können, ist daher ein Bezug auf Körperdimensionen und auf das Geschlecht erforderlich, letzteres allerdings erst bei einem Lebensalter von mehr als 14 Jahren. Im Kindesalter zeigen sich keine Geschlechtsdifferenzen.

Als Bezugsgrößen für das Herzvolumen wurden u.a. angegeben: Größe, Gewicht, Körperoberfläche, Gesamthämoglobin. Auch funktionelle Daten wie die körperliche Leistungsfähigkeit in Watt wurden zur besseren Beurteilbarkeit mit dem Herzvolumen korreliert [4, 7, 8, 9]. Für praktische Zwecke kommt nur ein Bezug auf einfache Körperdimensionen in Betracht.

Bei normal proportionierten Personen ist der Bezug auf Körpergröße, -gewicht oder -oberfläche etwa gleichwertig. Die verschiedenen Parameter sind dagegen nicht mehr gleichwertig, wenn es sich um den Vergleich ungleich proportionierter Probanden, d.h. normalgewichtiger mit übergewichtigen oder untergewichtigen, bzw. normalproportionierter mit sthenischen oder asthenischen Personen handelt.

Bei Adipösen und Asthenischen stellt die aktive Zellmasse bzw. die fettfreie Körpermasse eine geeignete Bezugsgröße dar, da die Herzgröße sich hierzu proportional entwickelt. Systematische Untersuchungen haben gezeigt, daß die für die Körperoberfläche benutzte Näherungsformel aus Körpergröße und Körpergewicht eine Größe ergibt, die mit der fettfreien Körpermasse bzw. der aktiven Zellmasse – bestimmt aus der Kalium-41-Aktivität – in enger Beziehung steht [1, 2]. Deshalb eignet sich die Körperoberfläche als Bezugsgröße sowohl für Normalproportionierte als auch für Adipöse und Überschlanke.

Das auf 1 m^2 Körperoberfläche bezogene Herzvolumen des Erwachsenen beträgt:

300–500 ml/m^2 beim Mann (nach [9]),
250–400 ml/m^2 bei der Frau (nach [9]).

Anstelle der Bezugsgröße von 1,0 m^2 kann die mittlere Körperoberfläche des Erwachsenen von 1,73 m^2 benutzt werden. Dies hat den Vorteil, eine anschauliche Normgröße zu liefern, da die Körperoberfläche von 1,73 m^2 einem Erwachsenen, die von 1,0 m^2 dagegen einem 8jährigen Kind entspricht. Das Herzvolumen des Erwachsenen,

Röntgenologische Herzvolumenbestimmung
Herausgegeben von M. Kaltenbach und H. Klepzig

bezogen auf die mittlere Körperoberfläche von 1,73 m^2, beträgt nach eigenen Untersuchungen:

450–790 ml/1,73 m^2 beim Mann ($\overline{x} \pm 2$ Sigma = 620 ± 170),
450–690 ml/1,73 m^2 für die Frau ($\overline{x} \pm 2$ Sigma = 570 ± 120).

Die obere Normgrenze ($\overline{x}$ + 2 Sigma) liegt also für den Mann bei ca. 800, für die Frau bei ca. 700 ml/1,73 m^2; die Streubreite ist bei Frauen geringer als bei Männern.

Normwerte für Kinder und Jugendliche sind in Abb. 1 und Tabelle 1 wiedergegeben.

Bei Beurteilung der Herzgröße muß grundsätzlich auch der körperliche Trainingszustand mitberücksichtigt werden. Eine meßbare trainingsbedingte Herzgrößenzunahme tritt allerdings nur bei schwerer körperlicher Ausdauerarbeit oder bei regelmäßigem Ausdauertraining ein. Es handelt sich also um Ausdauerleistungssportler oder Schwerarbeiter in wenigen Berufen. Solche Probanden finden sich unter Herzkranken oder Personen mit Verdacht auf eine Herzkrankheit ausgesprochen selten und sind durch Befragung leicht zu ermitteln.

Die körperliche Leistungsfähigkeit steht zu den Körperdimensionen in ähnlicher Beziehung wie das Herzvolumen. Beim Vergleich ähnlich proportionierter Probanden besteht eine Beziehung sowohl zum Körpergewicht als auch zur Körpergröße. Werden jedoch Adipöse oder Schlanke mit Normalgewichtigen verglichen, so ergeben sich systemische Abweichungen. Nur ein Vergleich der Leistungsfähigkeit mit der Körperoberfläche ergibt unabhängig von der Konstitution vergleichbare Werte [6]. Leistungsvorgaben können dementsprechend in W/1,73 m^2 besonders gut dosiert werden [5].

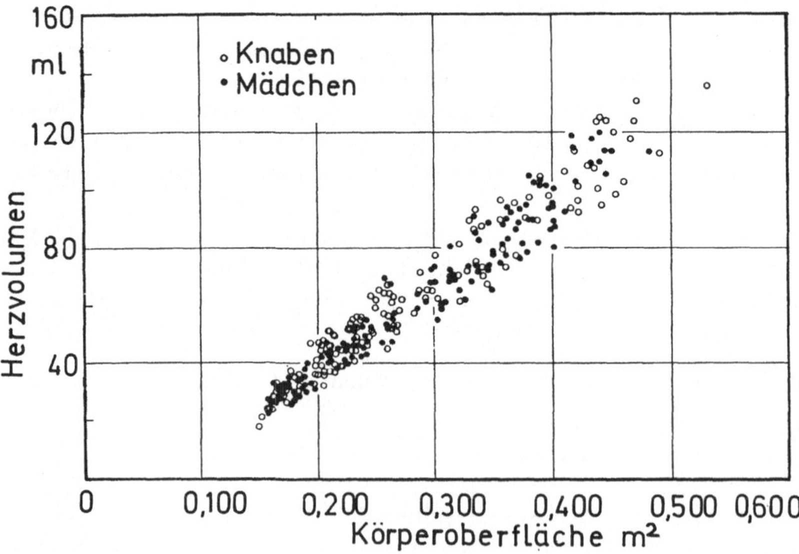

Abb. 1. Beziehung zwischen Herzvolumen und Körperoberfläche bei 0–2jährigen Kindern. (Nach Lind 1950)

Tabelle 1. Herzvolumen im Liegen, Normalwerte von Kindern und Jugendlichen. Nach vier Autoren. (Die Werte sind mit zunehmender Körperoberfläche und nicht im Altersgang aufgetragen wegen der individuell sehr verschiedenen körperlichen Entwicklung)

	H-Vol. und H-Vol/m² Mittelwerte und Standardabweichungen nach:											
	Lind (1950)			Kjellberg et al. (1954)			Musshoff et al. (1961)			Reindell et al. (1967)		
	Kinder, ♂ und ♀, 0–2 Jahre			Schüler, ♂ und ♀, 7–14 Jahre			Schüler 10–19 Jahre			Schülerinnen 10–19 Jahre		
	H-Vol.			H-Vol.			H-Vol.			H-Vol.		
Körperoberfläche m²	ml	ml/m²	Standardabweichung [%]	ml	ml/m²	Standardabweichung [%]	ml	ml/m²	Standardabweichung [%]	ml	ml/m²	Standardabweichung [%]
0,2	49	194	11									
0,4	97	242	11									
0,6	155	258	11									
0,8				226	283[b]	13						
1,0				301	301	13						
1,2				324	313	13	411	348 (bei 1,19 m²)	12	384	320[a]	9
1,4				450	322	13	509	359	10	480	342[a]	9
1,6				525	328	13	610	388 (bei 1,58 m²)	14	544	340[a]	10
							718	401 (bei 1,77 m²)	9			
1,8							770	436 (bei 1,82 m²)	11			

[a] Interpolierte Werte
[b] Extrapolierter Wert

Herz-volumen	Streu-breite	Systematische Abweichung Größe	Konstitution	Geschlecht
ml	groß	>	<	♂>♀
ml/kg	klein	=	>	♂>♀
ml/1,73 m^2	klein	=	=	♂>♀

Abb. 2. Das absolute Herzvolumen zeigt eine große Streubreite und systematische Abweichungen in Abhängigkeit von Größe, Gewicht, Konstitution und Geschlecht. Das relative, auf das Körpergewicht bezogene Volumen (ml/kg) besitzt eine kleinere Streubreite und systematische Abweichungen nur in Abhängigkeit von Konstitution und Geschlecht. Das relative, auf die Normalkörperoberfläche bezogene Volumen (ml/1,73 m^2) weist bei ebenfalls kleiner Streubreite nur systematische Abweichungen in Bezug auf das Geschlecht auf

Für das Herzvolumen sind also Angaben in einer auf die Körperdimension bezogenen Größe erforderlich. Die Angabe in ml/kg Körpergewicht (normal 9–13, nach [9]) eignet sich für normalproportionierte Probanden. Die Angabe in ml/m^2 oder ml/1,73 m^2 kann unabhängig von der Körperkonstitution auch bei Adipösen und Asthenischen benutzt werden. Die Abgrenzbarkeit des Normalen vom Pathologischen wird dadurch schärfer [3].

In Abb. 2 ist halbschematisch zusammengefaßt, daß eine Angabe des Herzvolumens (ml) ohne Bezug auf Körperdimensionen mit einer großen Streubreite einhergeht und zu systematischer Abweichung je nach Körpergröße, Konstitution (und Gewicht) führt. Beim Bezug auf das Körpergewicht (ml/kg) ist die Streubreite zwar klein, und es ergeben sich keine systematischen Abweichungen in Abhängigkeit von der Größe; die Konstitution führt jedoch bei Adipösen zu einer systematischen Unterschätzung des Wertes (ein pathologischer Volumenwert kann verborgen bleiben, weil in den Quotienten Herzvolumen/Körpergewicht das Gewicht in voller Höhe eingeht ohne Berücksichtigung der vermehrten Fettmasse). Beim Bezug des Herzvolumens auf die Körperoberfläche (ml/1,73 m^2) ist die Streubreite klein, und es ergeben sich weder systematische Abweichungen mit der Größe noch mit der Konstitution. Eine Berücksichtigung des Geschlechts ist bei allen Verfahren erforderlich, ausgenommen Kinder unter 14 Jahren. Für praktische Zwecke eignet sich demnach die Angabe des Herzvolumens in ml/1,73 m^2 besonders gut. Der Normwert ist gleichzeitig der reale Wert bei einem mittelgroßen Erwachsenen, d.h. das Herz eines mittleren erwachsenen Mannes hat normalerweise ein Volumen von 620, das einer Frau von 570 ml; ist es größer als 800 beim Mann oder 700 ml bei der Frau, so ist dies pathologisch. Wer den Normwert (in ml/1,73 m^2) kennt, kann sich also sofort das Bild einer realen Herzgröße machen. Wer dagegen den Normwert in ml pro 1 m^2 oder in ml pro 1 kg kennt, kann sich nichts vergleichbar

Anschauliches vorstellen. Er muß sich eine zweite Zahl merken, um eine Vorstellung der Realität zu erhalten.

Literatur

1. Burmeister W, Bingert A (1965) Die Körperoberflächenformel nach Du Bois und Du Bois als Repräsentant der Körperzellmasse bei Männern im Alter zwischen 21 und 51 Jahren. Klin Wochenschr 44:901–902
2. Burmeister W (1968) Hinweise zur Anwendung von Bezugsgrößen im Kindesalter. Fortschr Pädol 11:232
3. Frisch P, Klepzig H (1960) Zur Herzgrößenbestimmung bei Herzkranken. Archiv Kreislaufforsch 33:215–225
4. Kaltenbach M, Klepzig H (1966) Roentgenologische Herzvolumenbestimmung. Handbuch der Kinderheilkunde. Bd II/1, Springer, Berlin Heidelberg New York
5. Kaltenbach M (1974) Die Belastungsuntersuchungen Herzkranker. Boehringer, Mannheim
6. Kaltenbach M, Kober G (1964) Relation der körperlichen Leistungsfähigkeit zu Körpergewicht und -oberfläche. Verh Dtsch Ges Inn Med 70:183
7. Kiellberg SR, Radhe U, Sjöstrand T (1949) The relation of the cardiac volume to the weight and surface area of the body. The blood volume and the physical capacity for work. Acta Radiol 31:113–122
8. Lind J (1950) Heart volume in normal infants. Acta Radiol [Suppl] (Stockh) 82:1950
9. Reindell H, Musshoff K, Klepzig H (1960) Physiologische und pathophysiologische Grundlagen der Größen- und Formänderungen des Herzens. Handbuch der Inneren Medizin, Springer, Berlin Göttingen Heidelberg, S 801–912
10. Reindell H, König K, Roskamm H (1967) Die Funktionsdiagnostik des gesunden und kranken Herzens. Thieme, Stuttgart

Vergleich verschiedener Methoden zur röntgenologischen Herzvolumenbestimmung

M. Kaltenbach, R. Hopf, M. Müller und H.E. Riemann

Zentrum für innere Medizin, Abteilung für Kardiologie, Klinikum der Johann Wolfgang Goethe-Universität, Theodor-Stern-Kai 7, 6000 Frankfurt 70

Das Interesse an einer exakten radiologischen Herzgrößenbestimmung ist beinahe so alt wie die diagnostische Verwendung der Röntgenstrahlen überhaupt [14, 16]. Schon lange bevor es die Möglichkeit gab, Herzfernaufnahmen durchzuführen, wurden von Moritz mit Hilfe der Orthodiagraphie die Herzkonturen verzerrungsfrei dargestellt [9]. Rohrer [14], Kahlstorf [4], Nylin [11] u.a. [2, 8, 12] haben zunächst orthodiagraphisch, später mit Hilfe von Röntgenaufnahmen aus 1,5–2 m Abstand die Grundlagen für eine praktisch anwendbare Bestimmung des Außenvolumens des Herzens gelegt. Diese Autoren haben gezeigt, daß eine einfache Volumenberechnung aus 3 aufeinander senkrecht stehenden Achsen hinreichend genaue Werte ergibt, wenn man der geometrischen Berechnung ein Rotationsellipsoid zugrunde legt. Auch moderne Methoden haben bestätigt, daß die Größenbestimmung des äußeren Herzens mit einem solchen vereinfachten Verfahren möglich ist, im Gegensatz zu Volumenbestimmungen der Herzkammern, die häufig eine sehr viel unregelmäßigere Form aufweisen [6, 15]. Die Anwendung rechnergestützter Verfahren (Scheibchensummationsmethode nach der Simson-Regel) ist also nicht erforderlich. Es ist ein großer Vorteil, daß damit die Methode jederzeit ohne Hilfsmittel anwendbar ist und die erhaltenen Werte, falls erforderlich, leicht nachgerechnet werden können.

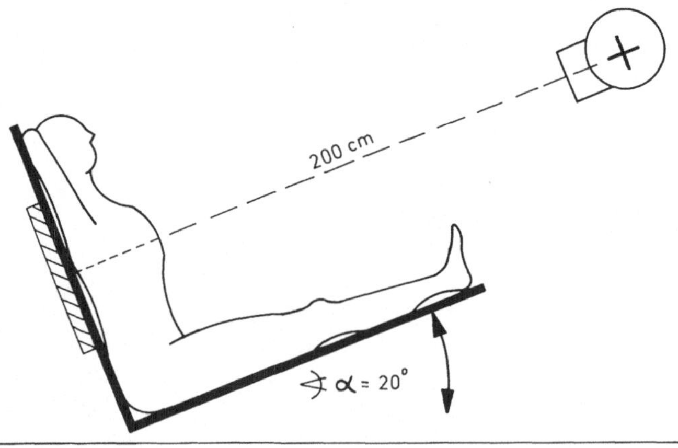

Abb. 1. Herzvolumenbestimmung in halb sitzender Position, wobei die Füße etwa in Vorhofhöhe gelagert sind

Röntgenologische Herzvolumenbestimmung
Herausgegeben von M. Kaltenbach und H. Klepzig

Eine gewisse Schwierigkeit der praktischen Herzvolumenbestimmung ergibt sich aus den erforderlichen Fernaufnahmen im Liegen. Herzgrößenbestimmungen im Stehen sind, wie die Untersuchungen von Musshoff u. Reindell [10] gezeigt haben und wie mehrfach bestätigt wurde, wertlos, da interindividuell stark unterschiedliche Füllungsschwankungen im Stehen auftreten; darüber hinaus sind die Werte im Stehen intraindividuell sehr variabel: Zwar ist das Herzvolumen im Durchschnitt im Stehen um etwa 15% kleiner als im Liegen, im Einzelfall können aber Abweichungen zwischen 0 und ca. 45% auftreten, bei Mehrfachuntersuchungen desselben Individuums schwanken die Volumenwerte ebenfalls erheblich.

Durch Aufnahmen im Liegen vermeidet man das Problem der orthostatischen Füllungsschwankungen, das Herz ist immer maximal gefüllt, seine Größe deswegen gut reproduzierbar. Ein gewisser Nachteil der Aufnahmen im Liegen ist, daß die Anfertigung von 2-m-Fernaufnahmen eine entsprechende Raumhöhe, die nicht immer gegeben ist, erfordert. Ein Notbehelf, bei dem die seitliche Aufnahme in Bauch- bzw. Rückenlage, die p.-a. Aufnahme aber in Linksseitenlage angefertigt wird [8], hat gewisse Nachteile: Als Grundlage der Volumenberechnung dienen dann Aufnahmen in 2 verschiedenen Körperhaltungen, zwischen denen das Herz u.U. erheblich verlagert werden kann. Die Aufnahmen können dann nicht genau miteinander verglichen werden.

Neben der erforderlichen Raumhöhe ist der Nachteil der Aufnahmen im Liegen die Nichtbeurteilbarkeit der Lungenstrukturen; außerdem wird die Herzform im Liegen so verändert, daß charakteristische Formabweichungen etwa im Sinne einer Mitral- oder Aortenkonfiguration u.U. nicht mehr erkennbar sind.

In unserem Arbeitskreis wurde daher seit mehreren Jahren ein neues Verfahren erprobt, das diese Nachteile zu vermeiden sucht. Es handelt sich um eine Aufnahmetechnik im Sitzen, bei der durch Hochlagerung der Beine orthostatische Füllungsschwankungen ausgeschlossen sind [3].

Im folgenden wird über Vergleichsuntersuchungen mit der Aufnahmetechnik im Liegen und Sitzen berichtet.

Methode

Der Patient wird in sitzender Position auf einem Spezialstuhl gelagert, wobei durch eine 20°-Neigung die Beine etwa in Vorhofhöhe zu liegen kommen (Abb. 1). Die Aufnahmen in a.-p. und seitlichem Strahlengang erfolgen in gleicher Körperlage. Eine übernormale Raumhöhe ist nicht erforderlich.

Zum Vergleich wurden Aufnahmen im Liegen (Bauchlage) nach der von Klepzig angegebenen Methode [8] durchgeführt. Patientengruppen von je 20 Herzgesunden, Koronarkranken, Patienten mit angeborenen und erworbenen Vitien sowie Myokardiopathien wurden verglichen. Die Volumenberechnung erfolgte in der üblichen Weise (Abb. 2).

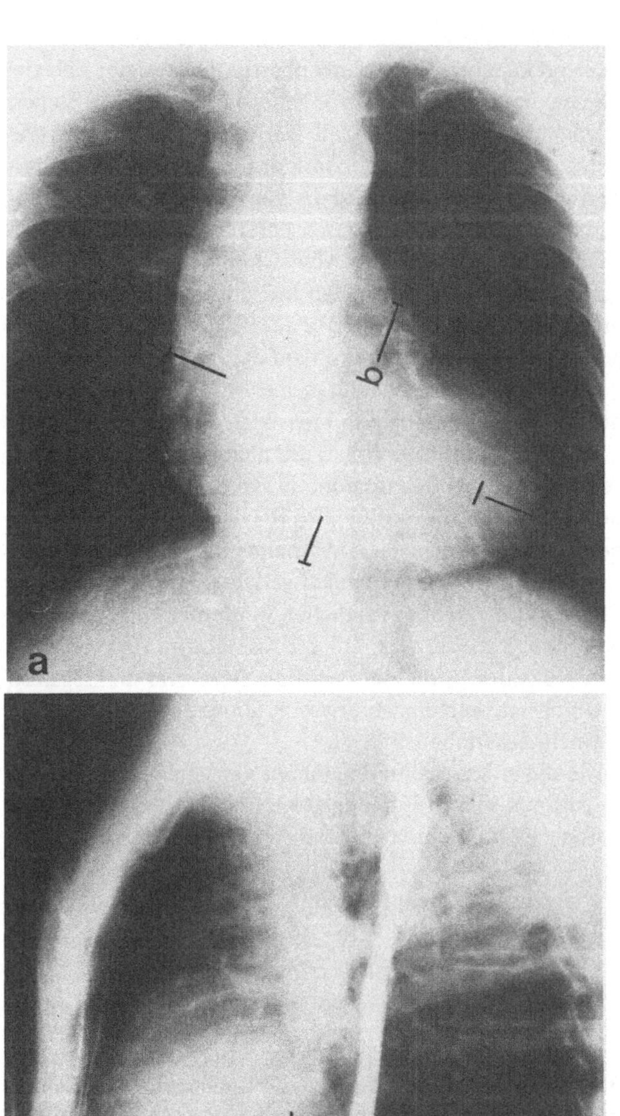

Abb. 2a, b. Herzvolumenbestimmung aus 2-m-Fernaufnahmen im seitlichen (**b**) und p.-a. Strahlengang (**a**). Aus den 3 Durchmessern wird das Herzvolumen nach der Formel errechnet: HV = b•l•t• 0,4

Ergebnisse

Zwischen dem errechneten Volumen in liegender und halb sitzender Position ergab sich eine enge Beziehung mit einem Korrelationskoeffizienten von r=0,99 (Abb. 3). Bei Koronarkranken und Herzgesunden war eine systematische Abweichung der Mittelwerte nicht festzustellen. Auch bei Patienten mit Vorhof- bzw. Ventrikelseptumdefekt war die Abweichung des Mittelwertes mit +1,7% sehr gering. Dagegen zeigte sich bei Mitralvitien, Aortenvitien und Myokardiopathien das Herzvolumen im Sitzen im Mittel

Tabelle 1. Vergleich des Herzvolumens im Sitzen und Liegen bei den untersuchten Gruppen

Diagnose		HV im Sitzen größer		HV im Sitzen kleiner		Mittlere Änderung des HV im Sitzen gegenüber Liegen	
	n	n	ml	n	ml	ml	%
Herzgesunde	20	11	29	9	44	+ 4,3	+0,7
Koronare Herzkrankheit	20	8	52	11	62	− 9,8	−1,0
Vorhof-/Ventrikelseptumdefekt	20	10	65	10	38	+12,6	+1,7
Mitralvitien	20	14	79	6	50	+43,9	+4,1
Aortenvitien	20	14	93	6	23	+49,6	+5,1
Myokardiopathien	20	15	60	5	38	+38,4	+4,9

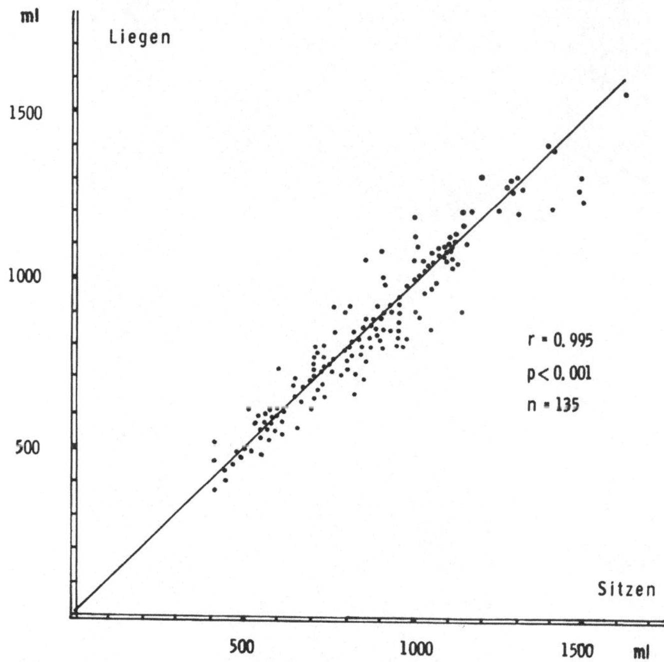

Abb. 3. Zwischen den Herzvolumenwerten im Liegen (Bauchlage) und in sitzender Position mit hochgelagerten Beinen besteht eine enge Beziehung

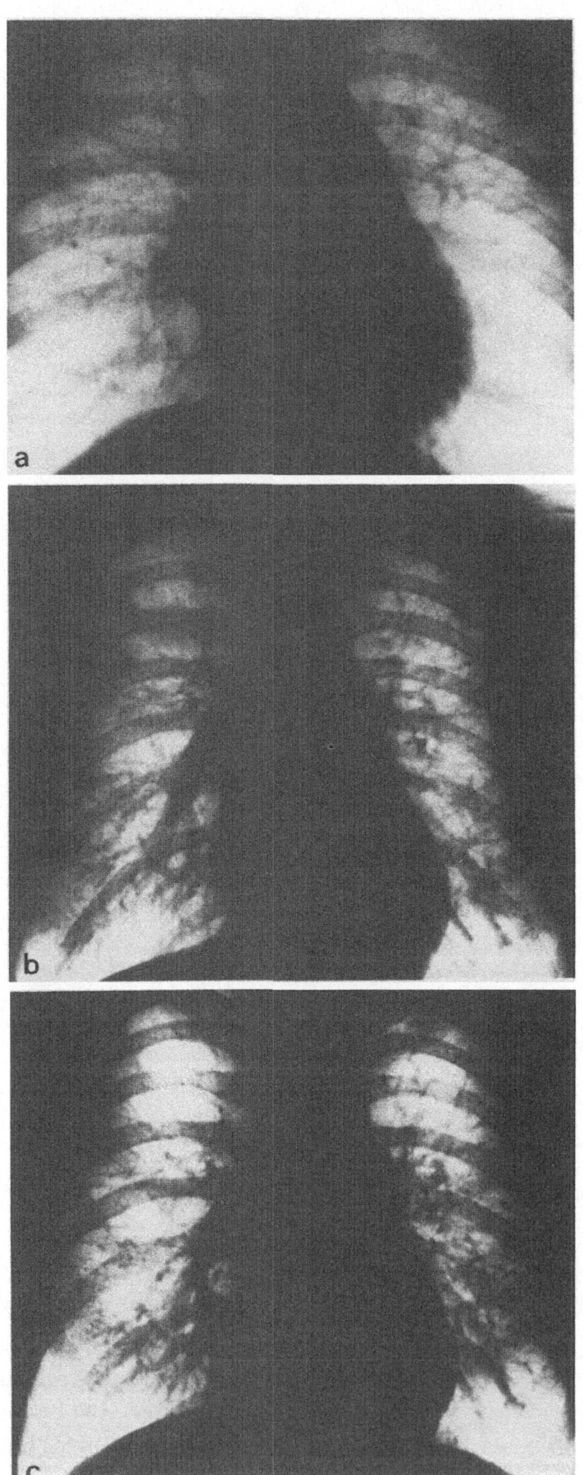

Abb. 4. a Herzvolumenaufnahme im Liegen, b Thoraxaufnahme im Stehen, c Herzvolumenaufnahme im Sitzen mit angehobenen Beinen

um 4–5% größer als im Liegen (Tabelle 1). Alle Probanden, besonders aber die z.T. schwerer kranken Patienten mit erworbenen Herzfehlern und Myokardiopathien, gaben in der Regel an, daß die Durchführung der Herzvolumenaufnahmen im Sitzen angenehmer gewesen sei als die Aufnahmen in Bauchlage. Eine Neigung zur Preßatmung in Bauchlage mit daraus resultierendem kleineren Herzvolumen ist daher denkbar.

Während bei den Aufnahmen im Liegen eine vitiumtypische Herzform nicht selten weniger deutlich als im Stehen erkennbar war, ließ sich im Sitzen die typische Umformung ggf. gleich gut wie im Stehen erkennen. Die Abgrenzbarkeit des Herzens und des Zwerchfells war im Liegen und Sitzen im wesentlichen gleich gut (Abb. 4 a–c). Die Lungenstrukturen ließen sich jedoch nur bei den Aufnahmen im Sitzen gut beurteilen, während sie im Liegen in der Regel nicht beurteilbar waren.

Diskussion

Obwohl die Herzvolumenbestimmung schon vor 1920 in Schweden entwickelt und vor 1950 durch Klepzig in Deutschland eingeführt wurde, hat sie sich in der Klinik nicht überall durchgesetzt; lediglich in der Sportmedizin wird sie allgemein angewendet. Die Ursachen für die nicht generelle Akzeptanz dieser außerordentlich wertvollen kardiologischen Basisuntersuchung sind vielfältig und hängen u.a. mit etwas abweichenden Intentionen kardiologischer, internistischer und radiologischer Abteilungen zusammen. Nachteile der Herzvolumenbestimmung aus Röntgenfernaufnahmen im Liegen sind die erforderliche Raumhöhe und die Nichtbeurteilbarkeit der Aufnahmen hinsichtlich Herzform und Lungenstruktur. Die Aufnahmetechnik in halb sitzender Position kann diese Nachteile vermeiden.

Zwischen den aus Fernaufnahmen im Liegen und im Sitzen errechneten Herzvolumenwerten ergab sich bei Gesunden und Patienten keine systematische Abweichung bei einer engen Korrelation (r=0,99). Schwerer kranke Patienten zeigten allerdings im Mittel etwas größere Volumina im Sitzen als im Liegen. Diese Abweichung ist am ehesten darauf zurückzuführen, daß schwerer Herzkranke in Bauchlage behindert sind und dadurch zu einer Preßatmung mit Valsalva-Effekt neigen; hierdurch kann es zu Behinderungen des venösen Rückstroms kommen, wodurch ein zu kleines Volumen vorgetäuscht wird.

Es erhebt sich die Frage, warum nach Ausschluß orthostatischer Füllungsschwankungen durch Hochlagerung der Beine Lungenstrukturen im Sitzen besser erkennbar sind als im Liegen und warum die Herzform von der Aufnahme im Stehen weniger abweicht, so daß typische pathologische Umformungen ggf. erkennbar bleiben. Der im Liegen vermehrte venöse Rückfluß kommt als Ursache nicht in Betracht. Es handelt sich vielmehr wahrscheinlich um den Einfluß der im Liegen geänderten Thoraxform mit relativem Zwerchfellhochstand und verändertem Thoraxtiefendurchmesser; die resultierende Thoraxumformung ist in Bauchlage und bei Adipositas besonders ausgeprägt. Sie tritt im Sitzen nicht auf.

Ein Vergleich von 5 verschiedenen Körperlagen für die Bestimmung des Herzvolumens zeigt, daß Aufnahmen im Stehen und in normaler sitzender Position nur für die Beurteilung der Lungen geeignet sind, Aufnahmen im Liegen nur für die Größenbeurteilung des Herzens, während die sitzende Position mit hochgelagerten Beinen sowohl

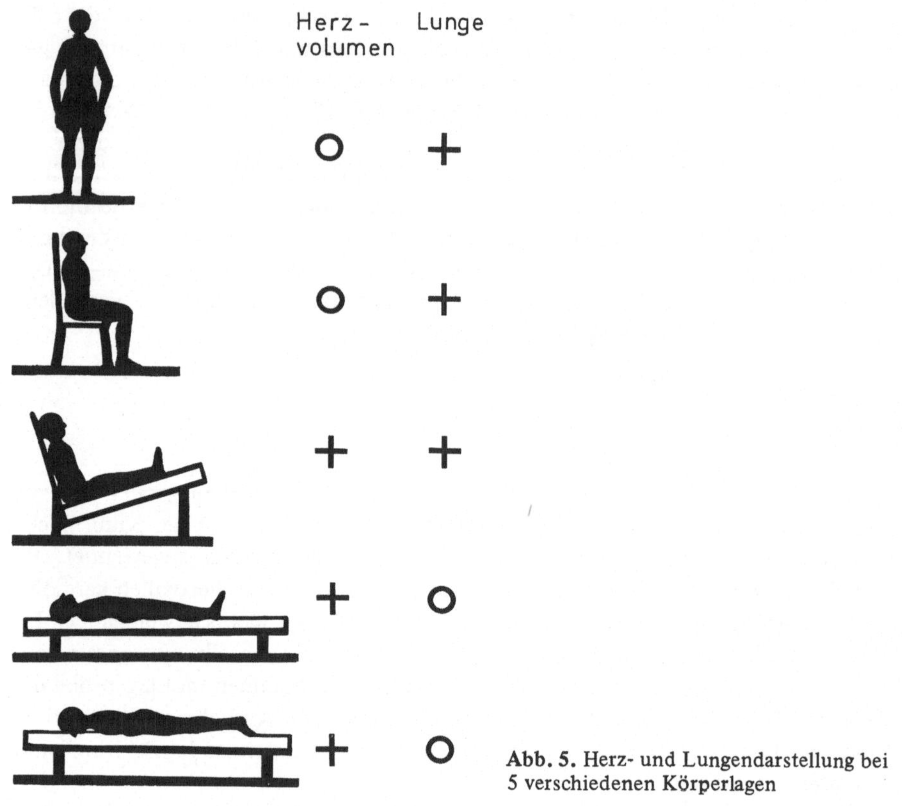

Abb. 5. Herz- und Lungendarstellung bei 5 verschiedenen Körperlagen

eine Beurteilung des Herzvolumens als auch der Lungenstrukturen und der Herzform zuläßt (Abb. 5).

Die Frage, ob Veränderungen der Lungendurchblutung etwa im Sinne der Umverteilung durch eine Linksherzinsuffizienz in halb sitzender Position anders als im Stehen beurteilt werden müssen, befindet sich noch in Untersuchung. Es ist zu erwarten, daß zwischen normalem und pathologischem Lungengefäßverhalten bei dieser Aufnahmetechnik eher eine schärfere Trennung möglich wird, da durch den Ausschluß orthostatischer Füllungsschwankungen einheitliche hämodynamische Ausgangsbedingungen vorliegen.

Für die praktische Durchführung von Herzvolumenbestimmungen bedeuten die beschriebenen Ergebnisse eine weitere Vereinfachung und Verbesserung. Es ist keine übernormale Raumhöhe erforderlich, der Patient sitzt bequem, die Beurteilung von Lungenstrukturen bleibt erhalten, vitiumtypische Herzkonfigurationen sind gleich gut wie im Stehen erkennbar. Damit ist zu hoffen, daß die noch bestehenden Hindernisse für eine weitere Verbreitung des Verfahrens beseitigt sind.

Zusammenfassung

1. Es werden Herzvolumenbestimmungen im Liegen (Bauchlage) mit Bestimmung in halb sitzender Position, wobei die Beine in Vorhofhöhe gelagert wurden, verglichen.
2. Zwischen den mit beiden Verfahren ermittelten Herzvolumenwerten ergab sich eine enge Korrelation (n = 135, r = 0,99).
3. Eine geringe, systematische Abweichung im Sinne von um 4–5% kleineren Herzvolumina im Liegen fand sich nur bei schwerer Herzkranken. Möglicherweise tendieren die meisten Patienten bei der Bauchlage gelegentlich zur Preßatmung, wodurch das Volumen etwas verkleinert werden kann.
4. Die Herzvolumenbestimmung im Sitzen mit hochgelagerten Beinen besitzt demnach folgende Vorteile:
   - keine orthostatischen Füllungsschwankungen bei maximaler Füllung des Herzens;
   - für den Patienten bequeme Körperhaltung, besonders bei Schwerkranken;
   - keine übernormale Raumhöhe für die Durchführung von 2-m-Fernaufnahmen erforderlich;
   - zusätzlich zur Herzgröße können auch Lungenstrukturen beurteilt werden.

Literatur

1. Frisch P, Kaltenbach M (1963) Planimetrische Herzfläche und Moritzsches Herzrechteck als Ausgangswert der Herzvolumenbestimmung. Z Kreislaufforsch 52:243–251
2. Fuchs G, Beyer O (1953) Eine neue Methode zur Bestimmung des Herzvolumens. ROEFO 78: 709
3. Hopf R, Böhmer D, Kaltenbach M (1977) Roentgenologische Herzvolumenbestimmung. Beschreibung einer neueren Methode mit Durchführung im Sitzen. ROEFO 127:167
4. Kahlstorf A (1932) Über eine orthodiagraphische Herzvolumenbestimmung. ROEFO 45:123
5. Kaltenbach M, Klepzig H. Roentgenologische Herzvolumenbestimmung. Handbuch d. Kinderheilkunde. Bd II/1, Springer, Berlin Heidelberg New York
6. Kaltenbach M, Martin KL, Zilles K (1971) Volumenbestimmung des linken Ventrikels aus dem Kineangiogramm. Verh Dtsch Ges Kreislaufforsch 37:423–427
7. Kaltenbach M, Bartelt KM (1973) Quantitative Volumenbestimmung in der Beurteilung des kranken Herzens. Röntgenber 2:238–245
8. Klepzig H, Frisch P (1965) Roentgenologische Herzvolumenbestimmung in Klinik und Praxis. Thieme, Stuttgart
9. Moritz F (1928) Zur Beurteilung der Herzgröße. ROEFO 38:993–999
10. Musshoff K, Reindell H (1956, 1957) Zur Roentgenuntersuchung des Herzens in horizontaler und vertikaler Körperstellung. Dtsch Med Wochenschr 81:1001, 82:1075
11. Nylin P (1957) The clinical applicability of roentgenological heart volume. Acta Cardiol 12: 588
12. Reindell H, Musshoff K, Klepzig H (1960) Physiologische und pathophysiologische Grundlagen der Größen- und Formänderungen des Herzens. Handbuch der Inneren Medizin. Springer, Berlin Göttingen Heidelberg, S 801–912
13. Reindell H, Wink K, Barmeyer J et al. (1973) Die funktionelle Roentgendiagnostik des Herzens. Internist 14:406–423
14. Rohrer F (1916/17) Volumenbestimmung von Körperhöhlen und Organen auf orthodiagraphischem Wege. ROEFO 24:285
15. Schott O (1973) Die Herzvolumenbestimmung mit Fernsehen und Kleincomputer. Röntgenber 2, 3:290–296
16. Zwaluwenburg JG van (1920) A plea for the use of the fluoroscope in the examination of the heart and great vessels. Am J Roentgenol 7:1–6

Anpassungsvorgänge des Herzens an Dauerbelastungen unter Berücksichtigung von Herzvolumen und echokardiographischen Befunden

H. Reindell, H.-H. Dickhuth und J. Keul

Medizinische Universitätsklinik, Lehrstuhl und Abteilung Leistungsmedizin, Hugstetter Straße 55, 7800 Freiburg

Ausdauertraining führt zu einer veränderten Arbeitsweise des Herzens und zu Wachstumsvorgängen im mikroskopischen und makroskopischen Bereich der Herzmuskulatur. Die Intensität, der Umfang und die Art des Trainings bestimmen die Auswirkungen auf das Herz. Bereits geringe Ausdauerbelastungen (Trainingsstufe I) führen zu einer Senkung der Pulsfrequenz in Ruhe und unter Belastungsbedingungen sowie zu einer geringen, meist nicht eindeutig meßbaren Zunahme der kardiopulmonalen Leistungsfähigkeit. Eine Größenzunahme des Herzens ist noch nicht nachweisbar. Schon in den 30er Jahren konnte der Kölner Kliniker Moritz (1934) durch röntgenologische Größenbestimmungen des Herzens bei Ruderern zeigen, daß die Senkung der Pulsfrequenz als Trainingsfolge vor einer Größenzunahme des Herzens einsetzt.

Bei verstärkter Trainingsbelastung wird eine Steigerung der maximalen Sauerstoffaufnahmefähigkeit, jedoch noch keine Herzvergrößerung nachweisbar. Die Leistungssteigerung wird ermöglicht durch periphere Anpassungsvorgänge, durch eine Zunahme der arteriovenösen Sauerstoffdifferenz unter maximaler Belastung sowie durch eine Schlagvolumenvergrößerung unter Belastung. Bei weiterer Intensivierung des Trainings wird das Herz größer. Die Größenzunahme kann bei extrem trainierten Ausdauersportlern im Vergleich zu untrainierten Normalpersonen 80–90% betragen. Die größten Herzvolumina werden durch solche Belastungsformen erreicht, bei denen große Muskelgruppen beansprucht werden. Die höchste maximale Sauerstoffaufnahme wird beim Laufen erzielt (Asmussen u. Hemmingsen 1958; Astrand u. Saltin 1961). Bei hochtrainierten Mittel- und Langstreckenläufern finden sich die größten Herzen HV/kg (Abb. 1). Das größte relative Herzvolumen mit 19,6 ml/kg fanden wir bei dem deutschen 5000-m-Rekordhalter und Silbermedaillengewinner der Olympischen Spiele in Tokio. Die absolute Herzgröße betrug 1180 ml. Der Grenzbereich einer durch Ausdauerbelastung verursachten Herzvergrößerung ist mit einem relativen Herzvolumen von etwa 20 ml/kg Körpergewicht erreicht. Ähnlich große Herzen wie bei Langstrecklern wurden auch bei Radrennfahrern und bei Ruderern gefunden. Aufgrund des höheren Körpergewichts bei den Ruderern ist jedoch das relative Herzvolumen (HV/kg) bei diesen Sportlern weniger stark erhöht. Geschlechtsspezifische Unterschiede hinsichtlich der Größenzunahme des Herzens durch Ausdauerbelastung bestehen nicht. Die gleiche prozentuale Größenzunahme des Herzens durch Sport, wie sie bei Männern nachgewiesen wurde, fand sich auch bei Frauen. Zu beachten ist, daß die Normalwerte für untrainierte weibliche Personen etwas niedriger liegen als bei Männern (HV/kg im Mittel um 11,5 ml/kg). Das mittlere relative Herzvolumen bei untrainierten Frauen

Röntgenologische Herzvolumenbestimmung
Herausgegeben von M. Kaltenbach und H. Klepzig

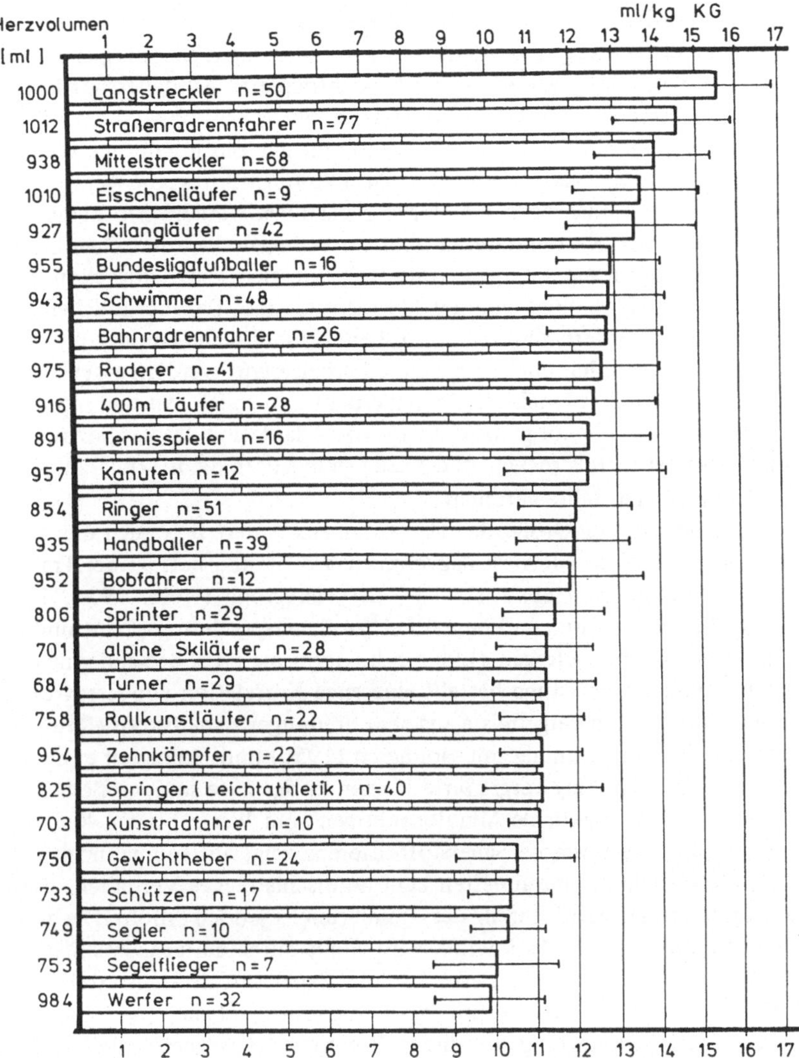

Abb. 1. Absolute und relative Herzvolumina von 805 Leistungssportlern verschiedener Sportarten

beträgt 9,8 ml/kg. Das größte relative Herzvolumen einer Sportlerin fanden wir bei einer 18jährigen Mittelstrecklerin mit 16,0 ml/kg (absolute Herzgröße 790 ml). Medved et al. (1975) haben über maximale relative Herzvolumina bei Sportlerinnen berichtet, die bis 17 ml/kg betrugen.

Bei durch Ausdauertraining vergrößerten Herzen läßt sich nicht selten eine im Verhältnis zur Größenzunahme unterschiedliche Leistungsfähigkeit nachweisen. Im Wachstumsalter durchgeführte Ausdauerbelastungen führten besonders schnell zu einer Größenzunahme des Herzens. Im Mittel ergaben sich annähernd gleiche Werte für die absolute und relative Herzgröße, wenn die Herzvolumina jugendlicher und erwachsener

Ausdauersportler gegenübergestellt wurden (Kindermann et al. 1974). Jugendliche Ausdauersportler mit großen Herzen verfügen aber nicht über die gleiche Leistungsfähigkeit wie Erwachsene. Weiterhin zeigen hochtrainierte Ausdauersportler häufig im Verlauf von mehreren Jahren eine unveränderte Herzgröße, obwohl die Leistungsfähigkeit zugenommen hat. In diesen Beispielen kommt der Einfluß der metabolischen Adaptationsvorgänge in der peripheren Muskulatur zum Ausdruck, die weniger durch ein aerobes als durch ein anaerobes Training herbeigeführt werden. Biochemische Eigenschaften der trainierten Extremitätenmuskulatur bedingen die unterschiedliche Leistungskapazität. Dazu gehören Energievorräte und Energieumsatz, mitochondriale Kapazität, Zunahme des Myoglobins und der Mikrozirkulation. Bei jugendlichen Mittelstrecken- und Ausdauersportlern sind die anaeroben metabolischen Anpassungsvorgänge, wie sie durch Intervalltraining und Tempoläufe herbeigeführt werden, gegenüber Erwachsenen nur unzureichend entwickelt. Da außerdem zur vollen Ausbildung dieser Vorgänge weitaus mehr Zeit benötigt wird als für die Adaptation des kardiozirkulatorischen Systems, wird bei Mittelstrecken- und Ausdauersportlern die maximal mögliche Leistungsfähigkeit erst nach Jahren erreicht.

Mit zunehmender Größe des Herzvolumens ändert sich auch die Arbeitsweise des Herzens. So wird das Ruheschlagvolumen größer und beträgt bei Trainierten ebenso wie bei Untrainierten etwa 12–14% der Herzgröße (Nylin 1934, 1955; Sjöstrand 1961). Die Schlagvolumina können bei Ausdauersportlern in Ruhe und während Belastung über 200 ml betragen (Ekblom u. Hermansen 1968; Kindermann et al. 1974). Unter maximaler Belastung besteht eine enge Korrelation von Herzgröße zu Schlagvolumen. Untersuchungsergebnisse aus dem Freiburger Arbeitskreis (Reindell et al. 1960) haben in Übereinstimmung mit Holmgren (1956) und Holmgren et al. (1960) gezeigt, daß nur durch Training vergrößerte Herzen in der Lage sind, große Schlagvolumina zu fördern. Für das maximale Minutenvolumen sind Werte bis zu 40 l/min beobachtet worden. Die arteriovenöse Sauerstoffdifferenz zeigt auf submaximalen Belastungsstufen im Vergleich zu Untrainierten kein unterschiedliches Verhalten. Die maximale arteriovenöse Sauerstoffdifferenz des Trainierten ist jedoch erhöht. Die große Sauerstofftransportkapazität des Trainierten wird somit durch ein größeres Schlagvolumen und durch eine erhöhte maximale arteriovenöse Sauerstoffdifferenz erreicht. Eine maximale O_2-Aufnahme von 80 ml/(min·kg) wird dadurch möglich (Kindermann et al. 1974).

Kardiale Druckmessungen während Ergometerbelastung ergaben, daß es im Gegensatz zu den klassischen Herzgesetzen bei vergrößerten Sportherzen bei maximaler Belastung zu keinem Anstieg der Füllungsdrücke kommt. Der diastolische Pulmonalarteriendruck (pAd) und der Lungenkapillardruck (pCP), die mit dem linksventrikulären enddiastolischen Füllungsdruck korrelieren, liegen sowohl in Ruhe als auch unter maximaler Belastung innerhalb des Normbereichs und unterscheiden sich nicht von den Drücken bei Normalpersonen ohne Herzvergrößerung (Kindermann et al. 1978). Auf submaximalen Belastungsstufen kann es beim Trainierten zu einem geringen Anstieg des Füllungsdrucks des linken Ventrikels kommen, der sich aber auf höheren Belastungsstufen wieder normalisiert (Roskamm et al. 1971; Wink et al. 1973). Als Ursache des vorübergehenden Füllungsdruckanstiegs wird ein verminderter Sympathikusantrieb auf submaximalen Belastungsstufen angenommen. So finden sich bei Trainierten im Vergleich zu Untrainierten im submaximalen Bereich deutlich niedrigere Katecholaminkonzentrationen im Plasma (Hartley et al. 1972a, 1972b; Bloom et al. 1976; Mc-

Grimmon et al. 1976; Lehmann u. Keul 1979; Winder et al. 1978, 1979; Lehmann et al. 1981). Wink et al. (1973) konnten nachweisen, daß die Druckanstiegsgeschwindigkeit (dp/dt_{max}) in Ruhe und während Belastung im unteren Bereich der Norm gelegen ist, d.h. die Arbeitsweise des trainierten Herzens verhält sich ähnlich wie bei Betablokkade. Nur ist bei Trainierten unter Belastung im Gegensatz zum Verhalten bei Betablockade der diastolische Füllungsdruck nicht erhöht. Durch die niedrige Frequenz und die reduzierte Druckanstiegsgeschwindigkeit wirkt sich Training sauerstoffsparend für die Arbeit des Herzens während Belastung aus. So konnten Heis et al. (1975, 1976, 1977) aus unserem Arbeitskreis mit der Argonmethode nachweisen, daß das trainierte Herz auf submaximalen Belastungsstufen etwa 25% weniger Sauerstoff benötigt als das von Normalpersonen.

Die Größenzunahme des Herzens ist durch eine physiologische Hypertrophie (Linzbach 1951, 1952, 1958) beider Ventrikel und durch eine vergrößerte Lumenweite aller Herzhöhlen, auch der Vorhöfe, bedingt. Das Herz eines Ausdauersportlers wird dadurch mitralkonfiguriert (Abb. 2). Das Herzgewicht erreicht Werte bis zu 500 g. Die Restblutmenge ist vermehrt, ohne daß der diastolische Füllungsdruck erhöht ist (Reindell et al. 1960). Echokardiographische Untersuchungen von Dickhuth et al. (1979) u. Simon et al. (1981) bestätigen die vom Freiburger kardiologischen Arbeitskreis erhobenen Befunde einer vergrößerten Restblutmenge beim gesunden, ausdauertrainierten Herzen gegenüber dem von Normalpersonen (Reindell 1938, 1939, 1940, 1941; Delius u. Reindell 1949; Klepzig 1955; Klepzig et al. 1954, 1957; Mellerowicz 1958; Gebhardt 1967, 1966; Musshoff et al. 1957a, 1957b, 1958a, 1958b, 1959; Roskamm et al. 1966; Roskamm 1971). Echokardiographisch ist leicht nachzuweisen, daß es mit der Größenzunahme des Sportherzens in enddiastolischer Stellung auch zu einer Größenzunahme in endsystolischer Stellung und damit zu einer Zunahme der Restblutmenge

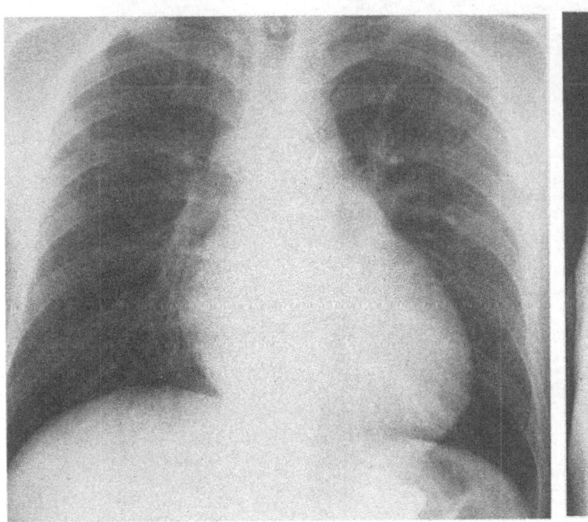

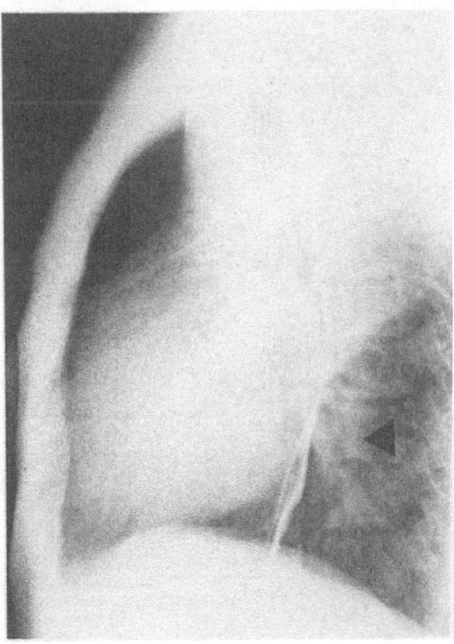

Abb. 2. Röntgenologischer Herzbefund des 1500-m-Weltklasseläufers W. Die absolute Herzgröße (*HV*) beträgt 1260 ml, die relative Herzgröße (HV/kg) 18,0 ml/kg. Das Herz erscheint mitralkonfiguriert

kommt (Abb. 3). Bei Untrainierten mit einer durchschnittlichen Herzgröße von 770 ml beträgt die Größe des Querdurchmessers enddiastolisch (EDD) durchschnittlich 47,8 mm und endsystolisch (ESD) 32,5 mm (Tabelle 1). Bei 20 Radrennfahrern mit einer durchschnittlichen Herzgröße von 1004 ml beträgt der enddiastolische Durchmesser 54,3 mm und der endsystolische 36,7 mm. Das vergrößerte Sportherz ist somit nicht nur in diastolischer, sondern auch in systolischer Endstellung vergrößert. Die Verkürzungsfraktion (VF), die der lävokardiographisch gemessenen Auswurffraktion entspricht, verhält sich wie bei Normalpersonen (Tabelle 2). Untersuchungen von Dickhuth et al. (1979) an 40 Ausdauersportlern haben gezeigt, daß die Verkürzungsfraktion bei Ausdauersportlern durchschnittlich zwischen 32 und 35% und bei Kraftsportlern zwischen 32 und 34% gelegen ist. Sie beträgt bei Normalpersonen 33%. Die Werte der Verkürzungsfraktion (VF) beim vergrößerten Sportherzen lassen den Schluß zu, daß in Ruhe eine normale Korrelation von vergrößertem Schlagvolumen zu vergrößerter Restblutmenge besteht.

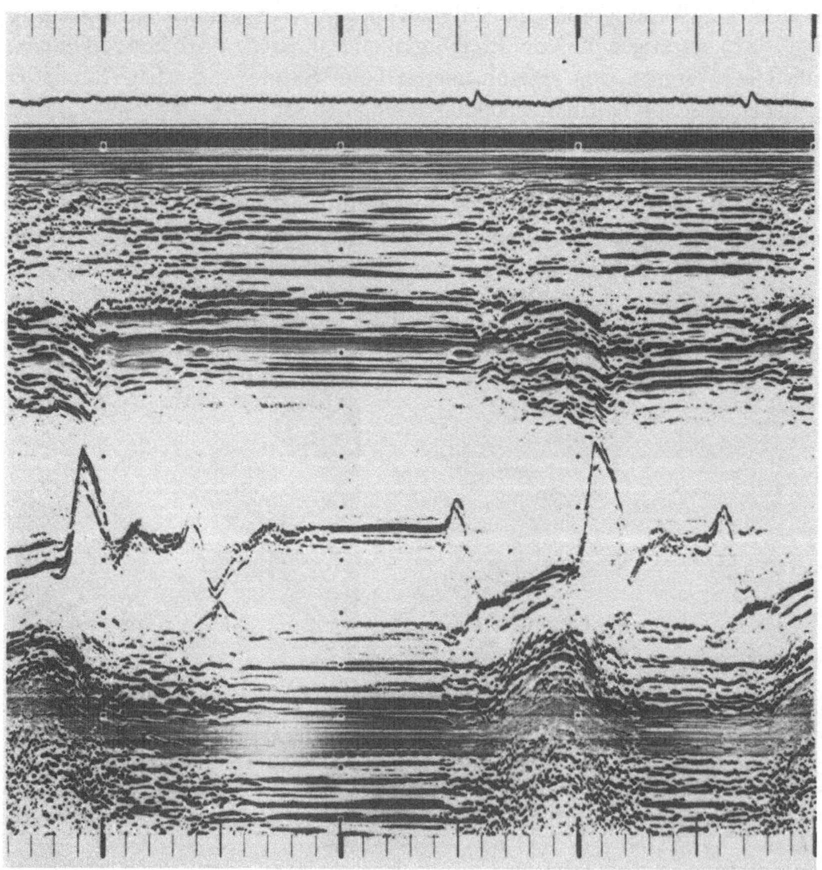

Abb. 3. Echokardiogramm eines Radrennfahrers (Wenckebach-Periodik). Enddiastolischer Druckmesser (55 mm), endsystolischer Druckmesser (37 mm), Verkürzungsfraktion (33%)

Tabelle 1. Linksventrikulärer echokardiographisch bestimmter enddiastolischer (*EDD*) und endsystolischer (*ESD*) Durchmesser im Vergleich zum röntgenologischen Herzvolumen (*HV*) bei ausdauertrainierten Radrennfahrern und Untrainierten

	EDD [mm]	ESD [mm]	HV [ml]	HV/kg [ml/kg]
Radfahrer (n = 20)	54,3 ± 2,7	36,7 ± 3,8	1004 ± 94	14,5 ± 1,4
Untrainierte (n = 17)	47,8 ± 3,2	32,5 ± 3,0	770 ± 87	10,8 ± 1,0

Tabelle 2. Verkürzungsfraktion (*VF*) und mittlere zirkumferentielle Faserverkürzungsgeschwindigkeit (*Vcf*) bei Untrainierten und Sportlern verschiedener Sportarten

Sportart	VF [%]	Vcf [s^{-1}]
Radfahrer (n = 20)	35 ± 5	1,07 ± 0,19
Langstreckenläufer (n = 17)	35 ± 4	1,11 ± 0,14
Ruderer (n = 13)	32 ± 4	1,09 ± 0,22
Zehnkämpfer (n = 17)	32 ± 4	1,10 ± 0,18
Gewichtheber (n = 9)	34 ± 5	1,09 ± 0,20
Diskus-, Speer-, Hammerwerfer Kugelstoßer (n = 15)	32 ± 4	1,03 ± 0,19
Untrainierte (n = 17)	33 ± 4	1,16 ± 0,19

Echokardiographisch ist bei Ausdauersportlern mit vergrößerten Herzen eine im Verhältnis zum Ventrikeldurchmesser geringere Zunahme der Myokarddicke des linken Ventrikels nachweisbar (Abb. 4). Durch die Dilatation wird die Hypertrophie z.T. maskiert. Hingegen zeigen die Herzen der Gewichtheber und Kugelstoßer, obwohl die Lumenweite etwas geringer ist, eine dickere Muskulatur. Es besteht also bei hoher statischer Trainingsbelastung, die mit ausgeprägten Blutdrucksteigerungen einhergeht, ein Anpassungsvorgang, der nicht mit einer Dilatation, sondern mit einer geringen Zunahme der Myokarddicke einhergeht.

Dem vergrößerten Sportherzen ist man hinsichtlich seiner Leistungsfähigkeit, seiner Arbeitsweise und seiner Gefährdung durch eine Durchblutungsstörung jahrzehntelang mit Mißtrauen begegnet. Unter dem Einfluß des Starling-Herzgesetzes „the law of the heart“, das am isolierten Säugetierherzen gewonnen wurde (Starling 1897, 1920) nahm man aus klinischer Sicht an, daß eine Größenzunahme des Herzens ohne Vorliegen einer vermehrten Druck- oder Volumenbelastung immer Ausdruck einer Herzschwäche sei. Für eine geschwächte Myokardfaser war für Starling eine Zunahme der präsystolischen Faserlänge durch passive Dehnung und damit durch Steigerung des Füllungsdrucks die Voraussetzung, einen Teil der reduzierten Kontraktionsfähigkeit wieder zurückzugewinnen. Starling ging auch bei der Übertragung seiner tierexperimentellen Befunde auf das menschliche Herz von der Voraussetzung aus, daß sich das menschliche Herz systolisch praktisch leer pumpt, also über keine Restblutmenge in systolischer Endstellung verfügt. Das Vorhandensein einer Restblutmenge oder gar eine Zunahme,

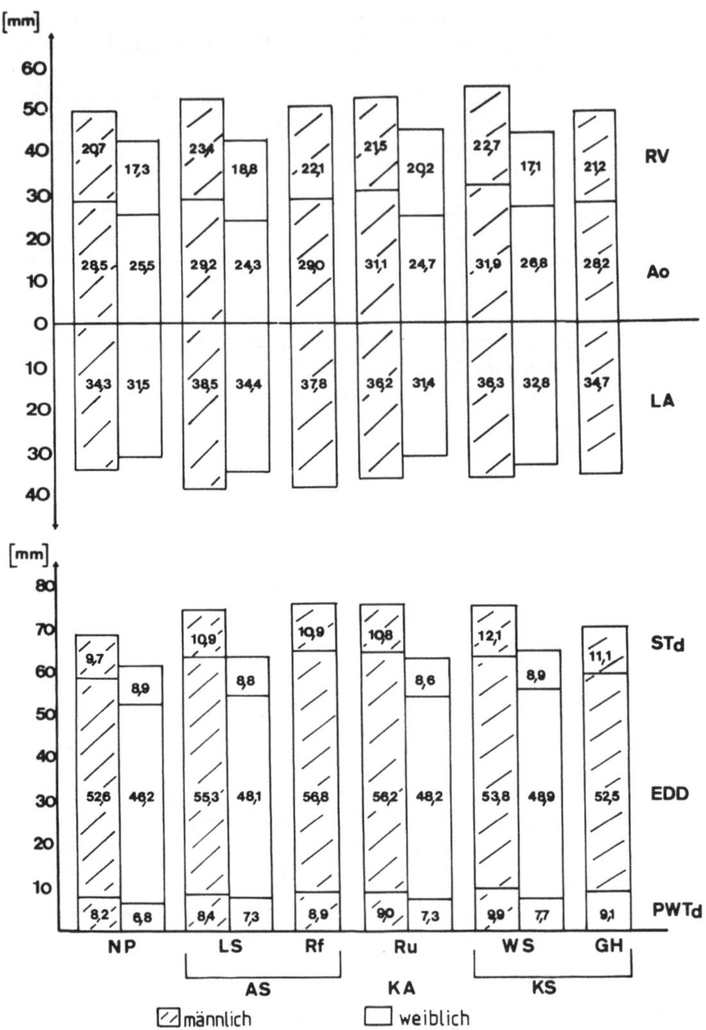

Abb. 4. Rechter Ventrikel [RV = (RV1/2) + (RV2/2)], Aortenwurzel (*Ao*), linker Vorhof (*LA*), Septumdicke (*STd*), enddiastolischer Durchmesser (*EDD*) und Hinterwanddicke (PWT_d) bei *Rf*, Radrennfahrer (n = 20); *LS*, Langstreckenläufer (n = 17); *Ru*, Ruderer (n = 13); *GH*, Gewichtheber (n = 9); *WS*, Kugelstoßer/Werfer (n = 15); *NP*, Normalperson (n = 17); *AS*, Ausdauersportler; *KA*, Kraftausdauersportler; *KS*, Kraftsportler

wie man sie beim Trainierten, aber auch als Anpassungsvorgang in der Klinik bei jedem kompensierten volumenbelasteten Ventrikel findet, bedeutete für ihn und für viele Kliniker Ausdruck einer Myokardschwäche.

Aufgrund der Starlingschen Vorstellungen von der Funktion der Restblutmenge bei einem geschädigten Myokard wurde einem normal großen Herzen mit geringer Anfangsfüllung eine große Reservekraft und einem in Ruhe vergrößerten Herzen und damit auch dem vergrößerten Sportherzen eine geringe Reservekraft zugeschrieben. Ein vergrößertes Herz arbeitete nach den damaligen Vorstellungen im Grenzbereich der Insuffizienz. Bis auf den heutigen Tag begegnet man solchen irrtümlichen Deutungen des vergrößerten Sportherzens. Noch in der im Jahr 1972 in Amerika erschienenen und ins Deutsche übersetzten 2. Auflage des Lehrbuchs der „Erkrankungen des Herzens" von Friedberg (Thieme, Stuttgart 1972) findet sich auf S. 1724 der Satz: „Das sogenannte Athletenherz, d.h. eine Herzdilatation und Hypertrophie, die man früher einer sportlichen Aktivität zuschrieb, hält man jetzt für die Folge einer selbständigen rheumatischen, angeborenen oder syphilitischen Herzerkrankung." Heute wissen wir mit Sicherheit, daß durch die Hypertrophie auch bei maximaler Belastung keine Gefahr für eine Durchblutungsnot des Herzens besteht und daß, auf lange Sicht gesehen, durch die jahrelange sportliche Belastung am nicht vorgeschädigten Herzen weder am Myokard noch an den Koronargefäßen der Keim für eine spätere vorzeitige Herzerkankung gelegt ist. Die Größenzunahme des Herzens ist vielmehr ein Anpassungsvorgang, der die Voraussetzung für eine maximale aerobe Kapazität darstellt.

Die Beurteilung des vergrößerten Sportherzens war auch deshalb häufig so erschwert, weil mit der Größenzunahme des Herzens und der trainingsbedingten vegetativen Steuerung der Herztätigkeit EKG-Veränderungen auftreten, die fälschlicherweise als Ausdruck einer myokardialen Schädigung gedeutet werden. Bemerkenswert sind vor allen Dingen PQ-Verlängerungen, Wenkebach-Perioden-Bildungen (Abb. 3), häufig ein AV-Rhythmus und ein unvollständiger Rechtsschenkelblock. Wie zahlreiche Nachuntersuchungen gezeigt haben, kommt diesen physiologischen Abweichungen keine krankhafte Bedeutung zu. Sie finden sich in unserem gesamten Beobachtungsgut der letzten 40 Jahre in etwa 5–10%. Der unvollständige Rechtsschenkelblock kann bei Dauersportlern sogar in etwa 20–25% vorkommen.

Die geschilderten Anpassungsvorgänge des trainierten Herzens bilden sich zurück, wenn die Sportler ihre aktive Wettkampfzeit beendet haben und sich nicht mehr intensiv sportlich betätigen. Tabelle 3 enthält die Werte für die absolute und die relative Herzgröße von 4 extremen Dauersportlern in den 50 Jahren. Die Herzen sind erheblich vergrößert; 10–15 Jahre nach Beendigung ihrer sportlichen aktiven Zeit sind die Herzen normal groß. Die Herzen verkleinern sich entsprechend ihrer Ausgangsgröße um 300 bis über 400 ml. Auch die im Brustwand-EKG über dem rechten Präkardium nachweisbaren Zeichen der Rechtsbelastung (kleine R'-Zacke und unvollständiger Rechtsschenkelblock) bilden sich zurück.

Tabelle 3. Absolute (*HV*) und relative Herzgröße (*HV/kg*) von einem früheren Deutschen Meister im Marathonlauf und drei Berufsradrennfahrern zur Zeit ihrer höchsten Leistungsfähigkeit und viele Jahre nach Beendigung der sportlichen Laufbahn

	Jahr	HV [ml]	HV/kg [ml/kg]	Jahr	HV [ml]	HV/kg [ml/kg]
Berufsradrennfahrer Weltrekord 5000 m	1961	1490	17,5	1971	1050	12,1
Marathonläufer Deutscher Meister	1959	1160	18,1	1972	880	11,2
Berufsradrennfahrer Deutscher Meister	1952	1250	18,1	1971	820	9,9
Berufsradrennfahrer	1956	1120	16,5	1975	795	10,4

Literatur

1. Asmussen E, Hemmingsen J (1958) Determination of maximum working capacity at different ages in work with the legs or with the arms. Scand J Clin Lab Invest 10:67–71
2. Astrand PO, Saltin B (1961) Maximal oxigen uptake and heart rate in various types of muscular activity. J Appl Physiol 16:977–981
3. Bloom SR, Johnson RH, Park DM, Rennie MJ, Sulaiman WR (1976) Differences in the metabolic and hormonal response to exercise between racing cyclists and untrained individuals. J Physiol 258:1
4. Delius L, Reindell H (1949) Neuere klinische Untersuchungsergebnisse über die Physiologie und Pathologie der Regulationen des Kreislaufs und der Herzdynamik. Klin Wochenschr 1
5. Dickhuth HH, Simon G, Wildberg A, Kindermann W, Keul J (1979) Echokardiographische Untersuchungen bei Sportlern verschiedener Sportarten und Untrainierten. Z Kardiol 68:449
6. Ekblom B, Hermansen L (1968) Cardiac output in athletes. J Appl Physiol 25:619

6a. Friedberg K Ch (1972) Erkrankungen des Herzens, Bd II. Thieme, Stuttgart, S 1724

7. Gebhardt W (1967) Zur Dynamik des gesunden und kranken menschlichen Herzens. Forum cardiologicum. Boehringer, Mannheim
8. Gebhardt W, Wierig U, Keul J, Reindell H (1966) Blutvolumen und Kreislaufzeiten von Hochleistungssportlern in Korrelation zu anderen Meßgrößen des Kreislaufs. Arch Kreislaufforsch 49:188
9. Hartley LH, Mason JW, Hogan RP (1972b) Multiple hormonal responses to graded exercise in relation to physical training. J Appl Physiol 33:602–606
10. Hartley LH, Mason JW, Hogan RP et al. (1972) Multiple hormonal responses to prolonged exercise in relation to physical training. J Appl Physiol 33:607–610
11. Heiss HW, Barmeyer J, Wink K et al. (1975) Durchblutung und Substratumsatz des gesunden menschlichen Herzens in Abhängigkeit vom Trainingszustand. Verh Dtsch Ges Kreislaufforsch 41:247–252
12. Gestrichen
13. Heiss HW, Barmeyer J, Wink K, Hell G, Cerny FJ, Keul K, Reindell H (1976) Studies on the regulation of myocardial blood flow in man. I.: Training effects on blood flow and metabolism of the healthy heart at rest and during standardized heavy exercise. Basic Res Cardiol 71: 658–675
14. Heiss HW, Barmeyer J, Wink K, Keul J, Reindell H (1977) Trainingseinflüsse auf Durchblutung und Energieversorgung des Herzens. Sportarzt Sportmed 28:1–13
15. Holmgren A (1956) Circulatory changes during muscular work in man. Scand J Clin Lab Invest [Suppl] 8:24
16. Holmgren A, Jonsson B, Sjöstrand T (1960) Circulatory data in normal subjects at rest and during exercise in recumbant position, with special reference to the stroke volumen at different work intensition. Acta Physiol Scand 40:343
17. Kindermann W, Reindell H (1978) Central hemodynamics in normal, welltrained and hypertensive subjects. Proceedings of the international congress of physical activity sciences, 1976, vol 5. Symposia Specialists Miami, Florida, p 43–56
18. Kindermann W, Keul J, Reindell H (1974) Grundlagen zur Bewertung leistungsphysiologischer Anpassungsvorgänge. Dtsch Med Wochenschr 99:1372–1379
19. Kindermann W, Reindell H, Keul J (1977) Haemodynamik bei Gesunden und Kranken unter körperlicher Belastung. Sportarzt Sportmed 28:195–203
20. Klepzig H (1955) Untersuchungen über die Arbeitsweise des menschlichen Herzens bei vermehrter Belastung. Arch Kreislaufforsch 23:96
21. Klepzig H, Reindell H, Musshoff K (1957) Pathologische Physiologie der Herzfehler. Nauheimer Fortbildungslehrgänge 22:10
22. Klepzig H, Reindell H, Musshoff K, Weyland R (1954) Anpassungsvorgänge des Herzens bei Klappenfehlern. Verh Dtsch Ges Kreislaufforsch 20:111
23. Lehmann M, Keul J, Huber G, Bachl N, Simon G (1981) Alters- und belastungsbedingte Verhalten des Plasmacatecholamine. Klin Wochenschr 59:19–25
24. Lehmann M, Keul J, Huber G, Da Prada M (1981) Plasma catecholamines in trained and untrained volunteers during graduated exercise. Int J Sports Med 2:143–147
25. Linzbach AJ (1952) Die pathologische Anatomie der röntgenologisch feststellbaren Form- und Größenveränderungen des menschlichen Herzens. ROEFO 77:1
26. Linzbach AJ (1958) Struktur und Funktion des gesunden und kranken Herzens. In: Die Funktionsdiagnostik des Herzens. Springer, Berlin Göttingen Heidelberg, S 94

27. Linzbach AJ, Linzbach M (1951) Die Herzdilatation. Klin Wochenschr 1951, 621
28. McGrimmon DR, Cunningham DA, Rechnitzer PA, Griffiths J (1976) Effect of training on plasma catecholamines in post myocardial infarction patients. Med Sci Sports 8:152
29. Medved R, Pavisit V, Stuka K (1975) Das größte gesunde Sportherz bei Frauen. Sportarzt Sportmed 26:174–176
30. Mellerowicz H (1958) Über das Leistungsherz. Fortschr Med 15:387
31. Moritz F (1934) Größe und Form des Herzens bei Meistern im Sport. Dtsch Erch Klin Med 176:455
32. Musshoff K, Reindell H, Klepzig H (1957a) Zur Gültigkeit der tonogenen Dilatation. ROEFO 86:10
33. Musshoff K, Reindell H, Klepzig H, Kirchoff HW (1957b) Herzvolumen, Schlagvolumen und körperliche Leistungsfähigkeit. Cardiologia 31:359
34. Musshoff K, Reindell H, Klepzig H (1958a) Die Beziehungen des Herzvolumens mit dem Schlag- und Minutenvolumen, der arteriovenösen Differenz und der körperlichen Leistungsfähigkeit bei gesunden Herzen. 3. Weltkongreß für Cardiologie, Brüssel 1958. Résumés des Communications 1958, 172
35. Musshoff K, Reindell H, Klepzig H (1958b) Zur Frage des systolischen Restblutes beim Menschen. ROEFO 88:611
36. Musshoff K, Reindell H, Steim H, König K (1959) Die Sauerstoffaufnahme pro Herzschlag (O_2-Puls) als Funktion des Schlagvolumens, der arteriovenösen Differenz, des Minutenvolumens und des Herzvolumens. Z Kreislaufforsch 48:255
37. Nylin G (1934) Relation between heart volume and stroke volume in recumbant and erect positions. Scand Arch Physiol 69:237
38. Nylin G (1955) Blood volumen and residual volume of the heart in decompensation. Am Heart J 49:803
39. Reindell H (1938) Kymographische und elektrokardiographische Befunde am Sportherz. Dtsch Arch Klin Med 1938, 182
40. Reindell H (1939) Die Herzbeurteilung beim Sportler und die differentialdiagnostische Bewertung der Befunde im EKG und Kymogramm. Dtsch Med Wochenschr 35/36:1369
41. Reindell H (1940) Größe, Form und Bewegungsbild des Sportherzens. Arch Kreislaufforsch 7: 117
42a. Reindell H (1941) Kymographische Beobachtungen über die erhöhte Restblutmenge beim Gesunden. Verh Dtsch Ges Kreislaufforsch 14:263
42b. Reindell H, Klepzig H, Steim H, Musshoff K, Roskamm H, Schildge E (1960) Herz-, Kreislaufkrankheiten und Sport. Borth, München
43. Roskamm H (1971) Haemodynamik und Kontraktilität des gesunden und kranken Herzens bei körperlicher Belastung. Verh Dtsch Ges Kreislaufforsch 37:42
44. Roskamm H, Reindell H, Müller M (1966) Herzgröße und ergometrisch getestete Ausdauerleistungsfähigkeit bei Hochleistungssportlern aus 9 deutschen Nationalmannschaften. Z Kreislaufforsch 55:2
45. Simon G, Dickhuth HH, Keul J (1981) Echokardiographie zur Funktionsbeurteilung des Herzens. Enke, Stuttgart
46. Starling EH (1897) Pathology of heart disease. Lancet 1:569
47. Starling EH (1920) Das Gesetz der Herzarbeit. Bircher, Berlin Bern
48. Gestrichen
49. Sjöstrand T (1961) Relation zwischen Bau und Funktion des Kreislaufsystems und ihre Veränderung unter pathologischen Bedingungen. Forum cardiologicum, Boehringer, Mannheim 3
50. Winder WW, Hagberg JM, Hickson RC, Ehsani AA, McLane JA (1978) Time course of sympathoadrenal adaption to endurance exercise training in man. J Appl Physiol 45:370–374
51. Winder WW, Hickson RC, Hagberg JM, Ehsani AA, McLane JA (1979) Training induced changes in hormonal and metabolic responses to submaximal exercise. J Appl Physiol 46:766–771
52. Wink K, Roskamm H, Schweikhart S, Reindell H (1973) Der Einfluß körperlicher Belastung auf die Kontraktilität des hypertrophierten linken Ventrikels bei Hochleistungssportlern. Z Kreislaufforsch 62:366

Herzgrößenbestimmung bei Jugendlichen und Kindern*

H.-H. Dickhuth, G. Simon, K. Nitsche und J. Keul

Abteilung für Sport- und Leistungsmedizin, Medizinische Universitätsklinik, Hugstetter Straße 55, 7800 Freiburg

Das röntgenologisch bestimmte Herzvolumen [7, 11, 16] zeigt bei Jugendlichen und Kindern nahezu identische relative Volumina und entsprechend dem Körpergewicht (der Körperoberfläche) kleinere absolute Volumina als bei Erwachsenen (Tabelle 1) [12]. Tendenzmäßig liegen die Mittelwerte der relativen Herzvolumina bei Kindern etwas höher, was wahrscheinlich durch den größeren Bewegungsumfang der Kinder bedingt ist. Ausdauerbelastungen bei Kindern und Jugendlichen führen ebenso wie im Erwachsenenalter zu Herzvergrößerung und Herzhypertrophie [3, 9, 10]. Das Verhältnis von Herzgröße und Leistungsfähigkeit (Sauerstoffaufnahmefähigkeit, maximaler Sauerstoffpuls) bleibt konstant (Abb. 1) oder wird im Falle einer pathologischen Herzvergrößerung (Vitien, Kardiomyopathien) gestört [14].

Die eindimensionale Echokardiographie ermöglicht eine weitere nichtinvasive Größenbestimmung des Herzens, am zuverlässigsten des linken Ventrikels und linken Vorhofs [1, 2, 5]. Der enge Zusammenhang zwischen röntgenologischem Herzvolumen und ergometrischer Leistung (maximalem Sauerstoffpuls) wird jedoch nicht erreicht (Abb. 2). Aufgrund der Eindimensionalität können erhebliche Fehlmessungen im Einzelfall nicht vermieden werden, ebenso ist ihre Reproduzierbarkeit schlechter als beim röntgenologischen Herzvolumen, so daß die Überwachung der adaptiven Vorgänge z.B. durch eine physiologische Volumenbelastung nicht verbessert werden kann. Unberührt davon erlaubt die eindimensionale Echokardiographie bei pathologischer Herzvergrößerung eine Differenzierung des Anteils der einzelnen Herzhöhlen und der Wandhypertrophie an der Herzvergrößerung. Insbesondere bei der Beurteilung des rechten Ventrikels ergänzen sich Echokardiographie und röntgenologische Herzgrößenbestimmung, da häufig erst die Berücksichtigung beider Methoden das Ausmaß einer rechtsventrikulären Vergrößerung erkennen läßt, die auch echokardiographisch zweidimensional wegen der fehlenden definierten geometrischen Form nicht sicher erfaßt werden kann.

Bei Kindern und Jugendlichen ist für die echokardiographische Beurteilung der Herzgrößenverhältnisse die genaue Kenntnis der Normwerte, bezogen auf das Körpergewicht, erforderlich, um krankhafte Abweichungen im Anfangsstadium nicht zu übersehen (Abb. 3) [1, 6, 15]. Während sich das röntgenologische Herzvolumen linear mit dem Körpergewicht (Körperoberfläche) ändert, korrelieren die echokardiographischen Parameter aufgrund der Eindimensionalität in Form einer Kubikwurzelfunktion mit dem Körpergewicht, bzw. der Körperoberfläche, d.h. die Verdoppelung des Herzvolu-

* Mit Unterstützung des Bundesinstituts für Sportwissenschaft, Köln-Lövenich

Röntgenologische Herzvolumenbestimmung
Herausgegeben von M. Kaltenbach und H. Klepzig

Tabelle 1. Absolute (*HV*) und relative Herzgröße (*HV/kg*) bei Kindern und Jugendlichen im Vergleich zu Erwachsenen

kg		≤ 40		41–50		51–60		61–70		71–90
n		m	w	m	w	m	w	m	w	m
		9	13	14	24	17	28	37	12	26
Alter	x	12,3	11,8	13,9	14,4	15,1	17,5	19,7	23,3	22,5
[Jahre]	s	1,2	1,1	1,2	1,9	2,5	3,4	4,0	7,0	4,4
Größe	x	145	144	159	159	170	166	177	173	182
[cm]	s	4	8	9	4	4	5	4	4	6
Gewicht	x	35,2	32,9	45,2	46,5	56,4	55,7	66,6	63,8	77,5
[kg]	s	3,1	5,1	3,5	2,3	2,8	2,3	2,7	3,3	4,9
Oberfläche	x	1,20	1,16	1,43	1,45	1,65	1,61	1,81	1,76	1,98
[m²]	s	0,01	0,12	0,10	0,05	0,05	0,05	0,06	0,06	0,07
HV	x	443	373	509	496	621	577	738	643	858
[ml]	s	20	50	94	49	63	50	84	78	94
HV/kg	x	12,7	11,5	11,2	10,7	11,0	10,4	11,1	10,2	11,0
[ml/kg]	s	1,5	1,4	1,8	1,0	0,9	0,9	1,2	1,2	1,2

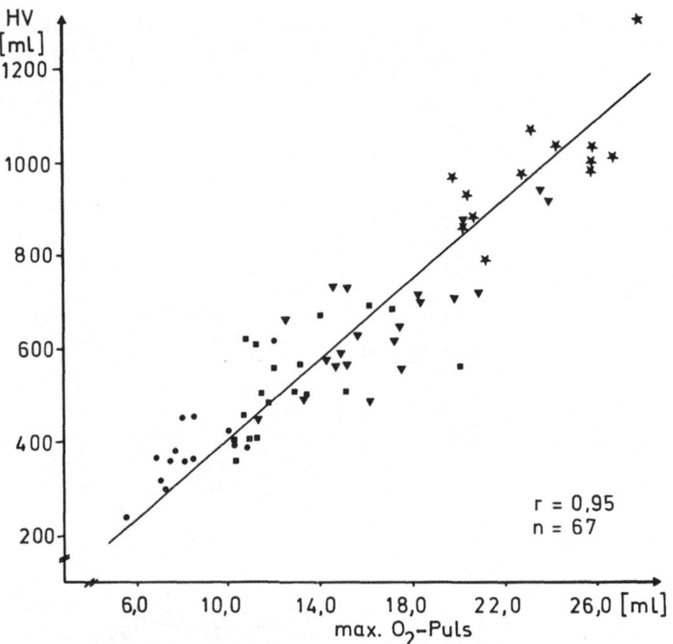

Abb. 1. Beziehung zwischen röntgenologischem Herzvolumen (*HV*) und Leistungsfähigkeit (*max. O_2-Puls*) bei Kindern, Jugendlichen und Sportlern

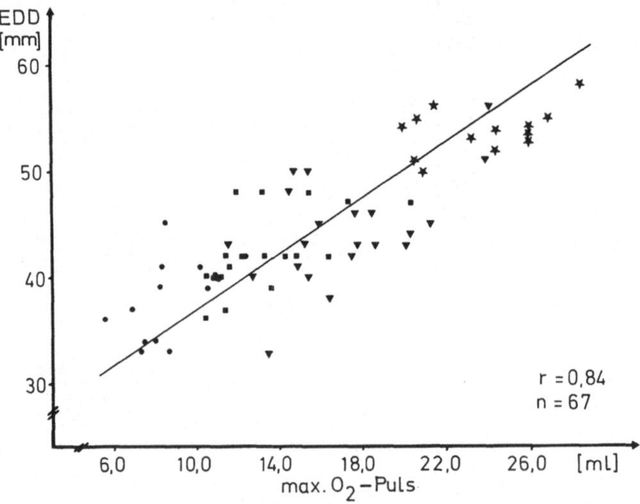

Abb. 2. Beziehung zwischen enddiastolischem linksventrikulären Durchmesser (*EDD*) und maximaler Leistungsfähigkeit (*max.O_2-Puls*) (gleiches Probandengut wie Abb. 1)

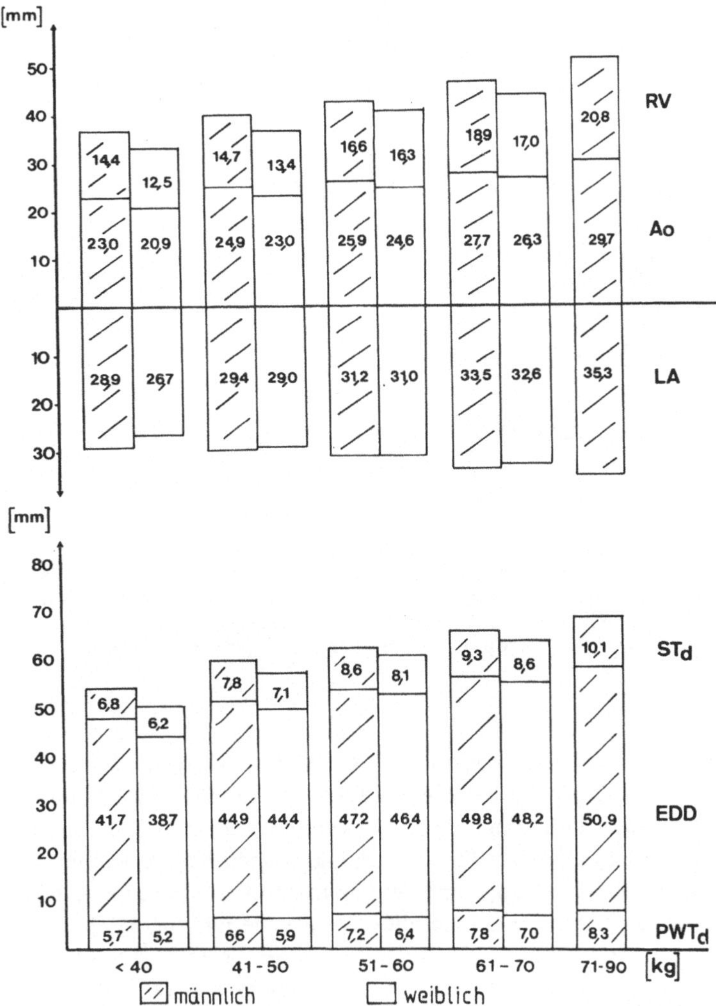

Abb. 3. Echokardiographisch eindimensional bestimmte Größen *RV*, rechter Ventrikel; *Ao*, Aortenwurzel; *LA*, linker Vorhof; *ST*, diastolische Septumdicke; *EDD*, enddiastolischer linksventrikulärer Durchmesser; PWT_d, diastolische Hinterwanddicke (gleiches Probandengut wie Tabelle 1)

mens beim Herzgesunden führt lediglich zu einer Zunahme des enddiastolischen Durchmessers um den Faktor 1,33 [6, 15]. Eindimensionale Durchmesser bilden deshalb kein konstantes gewichtsbezogenes Verhältnis, sondern müssen, insbesondere bei Kindern und Kleinkindern, mit Tabellenwerten verglichen werden [6, 8, 15].

Die zweidimensionale Echokardiographie oder Schnittbildtechnik bringt gegenüber der eindimensionalen Echokardiographie eine deutliche Verbesserung der Volumenbestimmung [13, 17, 18, 21]. In der Regel beschränken sich die Untersuchungen auf den linken Ventrikel, nicht nur wegen der klinischen Relevanz, sondern auch wegen der definierten geometrischen Form und den echokardiographisch guten Untersuchungsbe-

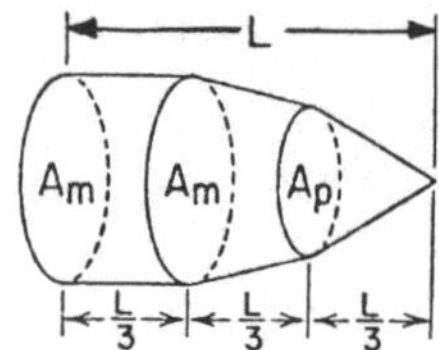

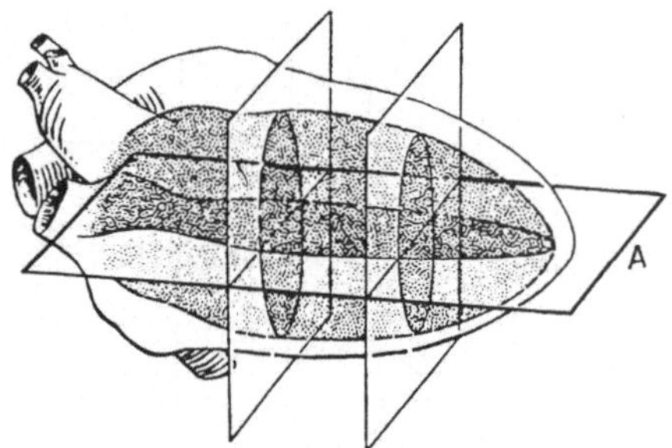

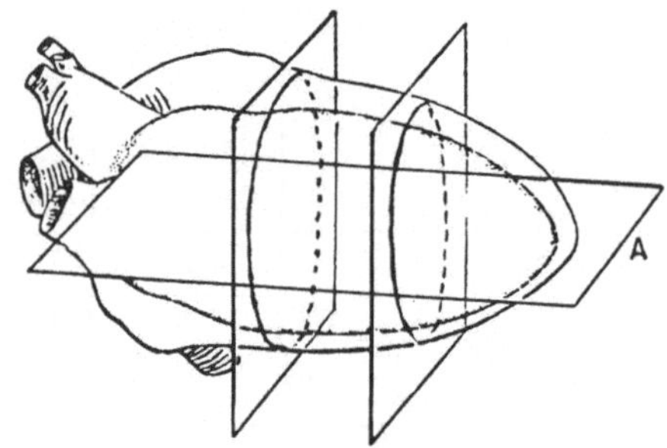

Abb. 4. Zweidimensionale echokardiographische Größenbestimmung des linken Ventrikels nach einer modifizierten „Simpson's rule" [13]. Die Größenbestimmung einschließlich des Myokards (*rechts*) zeigt bei Herzgesunden eine bessere Korrelation zum maximalen Sauerstoffpuls als die Größenbestimmung des linksventrikulären Innenvolumens. L, Längsdurchmesser; A, Vier- bzw. Zweikammerblick; A_m, Mitralklappenebene; A_p, Papillarmuskelebene

dingungen des linken Ventrikels. Für die Bestimmung des linksventrikulären Volumens bietet sich als genaue Berechnungsform eine modifizierte „Simpson's rule" an, die den linken Ventrikel in einen Zylinder, konischen Zylinder und Kegel unterteilt (Abb. 4) [13]. Die Grundflächen für diese geometrischen Körper werden aus der kurzen Achse in Höhe der Mitralklappe und des Papillarmuskels bestimmt, der Längsdurchmesser aus dem Zwei- oder Vierkammerblick. Vergleiche mit angiographischen Volumenmessungen und tierexperimentellen Untersuchungen belegen den Wert des Verfahrens, wenngleich aus methodischen Gründen die Volumina etwas zu klein bestimmt werden [4, 17, 18]. Das auf diese Weise bestimmte Innenvolumen des linken Ventrikels zeigt bei Herzgesunden dennoch nicht die gleiche enge Korrelation zum maximalen Sauerstoffpuls wie das röntgenologisch bestimmte Herzvolumen. Erst wenn man wie beim röntgenologischen Herzvolumen das Gesamtvolumen einschließlich des Myokards des linken Ventrikels bestimmt (Abb. 5), was aus methodischen Gründen genauer möglich ist [19, 20], wird eine dem röntgenologischen Verfahren adäquate Genauigkeit erreicht.

Insbesondere bei Kindern und Jugendlichen können auf diese Weise mit ausreichender Präzision die Anpassungsvorgänge bei trainingsbedingter Herzvergrößerung kontrolliert werden und machen eine röntgenologische Kontrolle der Herzgröße entbehrlich. Bei pathologisch vergrößerten Herzen gibt erst der Einsatz sowohl der röntgenologischen Volumenbestimmung als auch der ein- und zweidimensionalen Größen- und Volumenmessungen die maximale nichtinvasive Information.

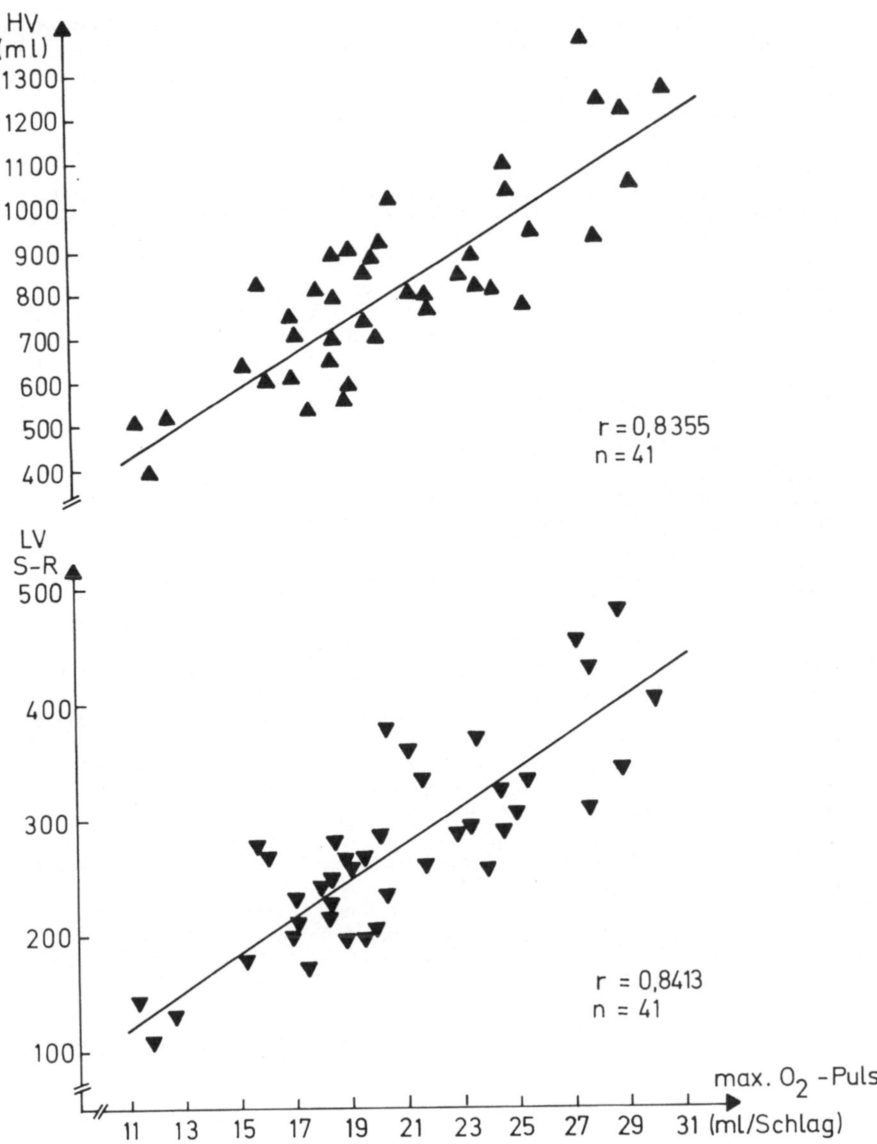

Abb. 5. Zweidimensionale linksventrikuläre Volumenbestimmung (LV_{S-R}) und röntgenologisches Herzvolumen (*HV*) zeigen eine annähernd gleichenge Korrelation zum maximalen Sauerstoffpuls (*max* O_2*-Puls*)

Literatur

1. Bachl N, Korsten-Reck U, Simon G, Dickhuth HH, Keul J (1980) Echokardiographische Normwerte bei Kindern und ihre Beziehung zur ergometrischen Leistungsfähigkeit. Z Kardiol 69:845–851
2. Dickhuth HH, Simon G, Keul J (1979) Echokardiographische und röntgenologische Herzgrößenbestimmung. Dtsch Z Sportmed 11:343

3. Dickhuth HH, Simon G, Kindermann W, Wildberg A, Keul J (1979) Echokardiographische Untersuchungen bei Sportlern verschiedener Sportarten und Untrainierten. Z Kardiol 68:449
4. Eaton LW, Maughan WL, Shoukas AA, Weiss JL (1979) Accurate volume determination in the isolated ejecting canine left ventricle by two-dimensional echocardiography. Circulation 60:320
5. Feigenbaum H (1981) Echocardiography. Lea & Febiger, Philadelphia
6. Henry WL, Ware J, Gardin JM, Hepner SI, McKay J, Weiner M (1978) Echocardiographic measurements in normal subjects. Circulation 2:278
7. Kahlstorff A (1932) Über eine orthodiagraphische Herzvolumenbestimmung. ROEFO 45:123
8. Kaye HH, Tynan M, Hunter S (1975) Validity of echocardiographic estimates of left ventricular size and performance in infants and children. Br Heart J 37:371
9. Kindermann W, Keul J, Lehmann M (1979) Ausdauerbelastung beim Heranwachsenden – metabolische und kardiozirkulatorische Veränderungen. Fortschr Med 14:659
10. Kindermann W, Keul J, Simon G, Reindell H (1978) Anpassungserscheinungen durch Schul- und Leistungssport im Kindesalter. Sportwissenschaft 8:222
11. Musshoff K, Reindell H (1956) Zur Roentgenuntersuchung des Herzens in horizontaler und vertikaler Körperstellung. I. Mitteilung: Der Einfluß der Körperstellung auf das Herzvolumen. Dtsch Med Wochenschr 81:1001
12. Musshoff K, Reindell H, König K, Keul J, Roskamm H (1961) Das Herzvolumen und die körperliche Leistungsfähigkeit bei 10- bis 19jährigen gesunden Kindern und Jugendlichen. Arch Kreislaufforsch 35:12
13. Parisi AF, Moynihan PF, Feldman CL, Folland ED (1979) Approaches to determination of left ventricular volume and ejection fraction by real-time two-dimensional echocardiography. Clin Cardiol 2:257
14. Reindell H, König K, Roskamm H (1967) Funktionsdiagnostik des gesunden und kranken Herzens. Thieme, Stuttgart
15. Rogé CL, Silverman NH, Hart PA, Ray RM (1978) Cardiac structure growth pattern determined by echocardiography. Circulation 2:286
16. Rohrer R (1916/17) Volumenbestimmung von Körperhöhlen und Organen auf orthodiagraphischem Wege. ROEFO 24:225
17. Schiller NB, Acquatella H, Ports TA et al. (1979) Left ventricular volume from paired biplane two-dimensional echocardiography. Circulation 60:547
18. Schweizer P, Erbel R, Meyer J, Grenner H, Krebs W, Efferts S (1980) Möglichkeiten der Bestimmung von Volumina und Austreibungsfraktion der linken Kammer mit dem zweidimensionalen Ultraschallverfahren. Herz 5:291
19. Simon G, Dickhuth HH, Kindermann W, Kleiner G, Staiger J, Keul J. Echokardiographische Größen des linken Ventrikels und ergometrische Leistungsfähigkeit in Abhängigkeit vom Herzvolumen. Angiocardiology 2:11–20
20. Simon G, Staiger J, Wehinger A, Kindermann W, Keul J (1978) Echokardiographische Größen des linken Ventrikels, Herzvolumens und der Sauerstoffaufnahme. Med Klin 73:1457
21. Wyatt HL, Heng MK, Meerbaum S, Hestenes J, Davidson R, Corday E (1978) Quantitation of volume in asymmetric left ventricles by 2 D echocardiography. Circulation 58:11

Verlaufsbeobachtungen bei koronarer Herzkrankheit, Vergleich invasiver und nichtinvasiver Parameter

W.-D. Bussmann, B. Giebeler und M. Kaltenbach

Zentrum für innere Medizin, Abteilung für Kardiologie, Johann Wolfgang Goethe-Universität, Theodor-Stern-Kai 7, 6000 Frankfurt 70

Einleitung

Seit den Untersuchungen von Bruschke et al. [3, 4] ist die Beziehung zwischen Befunden der Koronarographie und Ventrikulographie und der Prognose bei koronarer Herzkrankheit bekannt. Mit zunehmender Koronarsklerose und stärkerer Ventrikelschädigung nimmt die Mortalität deutlich zu [2, 6, 9, 16, 19]. Weit weniger untersucht ist dagegen die Beziehung nichtinvasiver Parameter zur Prognose. In der vorliegenden Untersuchung wurden die quantifizierte Ischämiereaktion im Belastungs-EKG und die radiologisch ermittelte Herzgröße den Befunden der Koronarographie und Ventrikulographie gegenübergestellt und mit der 7-Jahres-Überlebensrate verglichen [1, 7, 13, 20].

Patienten und Methode

In die Studie einbezogen wurden 370 Patienten mit Verdacht auf koronare Herzkrankheit, bei denen im Zeitraum von Januar 1970 bis Dezember 1973 eine Koronarangiographie und eine Ventrikulographie durchgeführt worden waren.

Im Mittel 7 Jahre später wurde an alle Patienten ein Fragebogen verschickt. Der Bogen enthielt Fragen über zwischenzeitlich aufgetretene Herzinfarkte, Schweregrad und Häufigkeit der Angina pectoris und deren Abhängigkeit von der Belastungshöhe, Hinweise auf Links- oder Rechtsherzinsuffizienz, die medikamentöse Therapie mit Nitraten, Betablockern und Kalziumantagonisten sowie die Höhe der täglichen Dosis. Der Einfluß herzchirurgischer Eingriffe wurde erfaßt. Bei verstorbenen Patienten wurden die Angehörigen bzw. die Hausärzte angeschrieben oder telefonisch befragt. Weitere Informationen konnten aus ambulanten oder stationären Krankenakten entnommen werden. Von 329 der 370 angeschriebenen Patienten konnten die Angaben ausgewertet werden.

Invasive Parameter

Aus den koronarangiographischen Befunden wurde der Koronarscore nach Kaltenbach berechnet, der neben dem Stenosegrad in bestimmten Segmenten die 3 Verteilungstypen berücksichtigt [10]. Es wurden 5 Gruppen gebildet (0, 1–14, 15–28, 29–42, 43–

Röntgenologische Herzvolumenbestimmung
Herausgegeben von M. Kaltenbach und H. Klepzig

56). Außerdem wurde die Anzahl der befallenen Kranzarterien bewertet, wobei in einem der drei Hauptäste eine Stenosierung von 50% vorliegen mußte (1-, 2-, 3-Gefäßbefall).

Die Berechnung des Ventrikelscore erfolgte durch Bewertung von Hypo- und Akinesie sowie von paradoxen Pulsationen in 5 Segementen in der rechtsvorderen und in 3 Segementen in der linksvorderern Schrägposition [10]. Es wurden 4 Gruppen gebildet (0, 1–3, 4–7, 8–12).

Nichtinvasive Parameter

Bei 204 Patienten konnte die Ischämiereaktion durch einen Score quantifiziert werden. Dabei wird die maximale ST-Streckensenkung in mm, die Belastungshöhe in Watt und die Belastungsdauer in Minuten (normal 6 min) berücksichtigt.

$$\text{Ischämiescore} = \frac{\text{stärkste ST-Senkung in mm} \cdot 100}{\text{W}}$$

Die Wattzahl wird verringert, falls die Belastung vorzeitig abgebrochen wurde; 6 Minuten entsprechen der vollen Wattzahl, 5 Minuten entsprechen 5/6, 4 Minuten 4/6 usw. So ergibt sich z.B. bei einer ST-Senkung von 5 mm bei 100 W über 6 min ein Score von 5 · 100/100 = 5; bei einer ST-Senkung von 2 mm bei 100 W und Abbruch nach 3 min ergibt sich ein Score von 2 · 100/50 = 4. Die ermittelten Scorewerte lagen zwischen 0 und 11 Punkten und wurden in 4 Gruppen (0–3, 4–7, 8–9, 10–11) aufgeteilt.

Die Bestimmung des Herzvolumens erfolgte durch Fernaufnahme aus 2 m Abstand im p.-a. und lateralen Strahlengang bei 231 Patienten [11]. Es erfolgte eine Einteilung in 4 Gruppen (bis 790, 791–1130, 1131–1470, >1470 ml/1,73 m^2 Körperoberfläche).

Zur statistischen Auswertung wurden die Mittelwerte, Standardabweichungen und die Signifikanzen nach Student bei einseitiger Irrtumswahrscheinlichkeit errechnet. Außerdem wurde der χ^2-Test angewandt und bei einer Irrtumswahrscheinlichkeit von $p < 0{,}05$ von signifikanten Unterschieden ausgegangen.

Ergebnisse

Koronarographie und Ischämiereaktion

Bei Befall eines Gefäßes betrug die 7-Jahres-Mortalität 15%, bei 2 Gefäßen 27% und bei 3 Gefäßen 48%. Von 16 Patienten mit Befall des Hauptstammes der linken Kranzarterie waren nach 3 Jahren 10 verstorben. In der Kontrollgruppe starb lediglich 1 Patient an Bronchialkarzinom (Abb. 1). Ähnliche Ergebnisse ergaben sich bei Verwendung des Koronarscore. Bei einem Score zwischen 1 und 14 betrug die 7-Jahres-Mortalität 9%, bei 15–28 24%, bei 29–42 43% und bei 43–56 61% (Abb. 2a).

Eine ähnliche Beziehung zur Mortalität ergab auch die Verwendung der quantifizierten Ischämiereaktion (Abb. 2b). Bei einem Ischämiescore von 0–3 betrug die 7-Jahres-Mortalität 12%, bei Werten zwischen 4 und 7 23%, zwischen 8 und 9 30% und bei einem Ischämiescore von 10–11 57%.

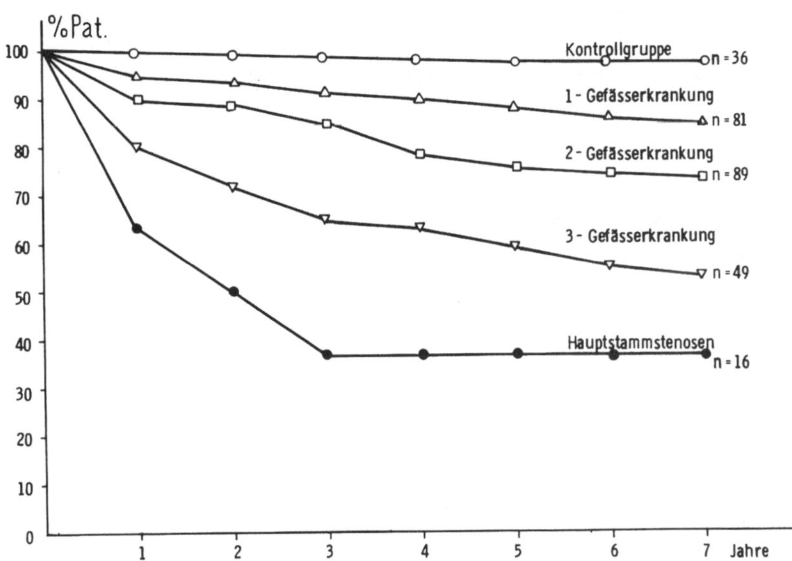

Abb. 1. 7-Jahres-Mortalität in einer Gruppe ohne koronare Herzkrankheit, bei Patienten mit 1-, 2- und 3-Gefäß-Erkrankungen sowie mit Hauptstammstenosen. Mit zunehmendem Gefäßbefall deutliche Steigerung der Mortalität

Ventrikelschädigung und Herzgröße

Bei einem Ventrikelscore von 0 ergab sich eine 7-Jahres-Mortalität von 10% (Abb. 3a), wobei es sich um Patienten mit Koronarsklerose ohne Ventrikelschädigung handelte. Bei einem Scorewert von 1–3, also leichter linksventrikulärer Schädigung, betrug die Mortalität 22%. Bei mittelschwerer Schädigung des Ventrikels mit Scorewerten zwischen 4 und 7 lag die Mortalität bei 39%. Besonders schlecht war die Prognose bei diffuser Hypokinesie des linken Ventrikels mit Scorewerten zwischen 8 und 12 (77%).

Ganz ähnliche Beziehungen zur Prognose ergaben sich bei Verwendung der Herzgröße. Bei Herzvolumina zwischen 450 und 750 ml/1,73 m^2 Körperoberfläche betrug die 7-Jahres-Mortalität 8% bei einem Herzvolumen von 800 ml/1,73 m^2 als oberem Normalwert. Die Kurve zeigt einen ähnlichen Verlauf wie bei fehlender Schädigung des linken Ventrikels (Ventrikelscore = 0). Bei einer Herzgröße zwischen 791 und 1130 ml/1,73 m^2 ergab sich eine Mortalitätsrate von 28%, bei Herzvolumina zwischen 1130 und 1470 ml/1,73 m^2 von 63%. Bei Werten über 1470 ml/1,73 m^2 wurde eine Mortalitätsquote von 86% registriert. Der Verlauf der Überlebenskurve entspricht etwa der des Ventrikelscore 8–12 mit diffuser linksventrikulärer Hypokinesie (Abb. 3b).

Vergleich bei Kombination der beiden invasiven und nichtinvasiven Parameter

Bei gleichzeitiger Betrachtung nimmt mit dem Gefäßbefall und bei zunehmender Ventrikelschädigung die Mortalität deutlich zu (Abb. 4a). Ist die Ventrikelschädigung be-

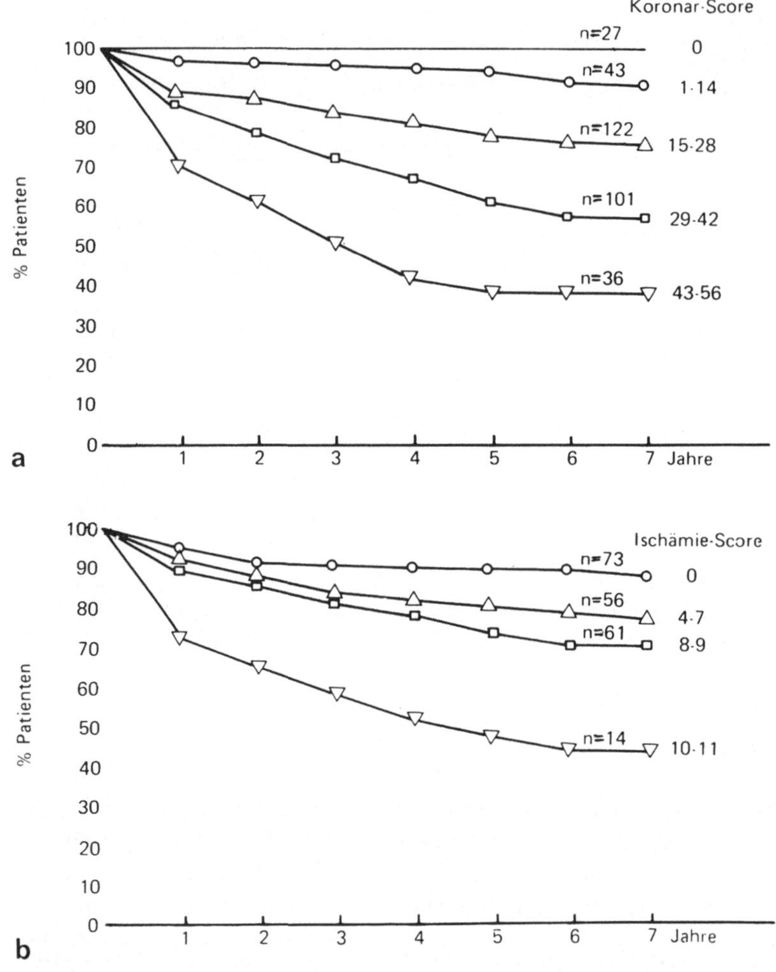

Abb. 2. a 7-Jahres-Mortalität unter Zugrundelegung des Koronarscore, der das Ausmaß der Koronarsklerose wiedergibt [17]. Mit zunehmendem Koronarbefall nimmt die 7-Jahres-Mortalität zu. **b** 7-Jahres-Mortalität in Abhängigkeit von der Schwere der Ischämiereaktion im Belastungs-EKG (Score)

sonders ausgeprägt, verwischen sich die Unterschiede zwischen 2- und 3-Gefäßbefall, da bereits aufgrund der Ventrikelschädigung allein extrem hohe Mortalitätsraten erreicht sind.

Vergleicht man dieses Verhalten mit den beiden nichtinvasiven Parametern, dem Ischämiescore und dem Herzvolumen, so ergibt sich ein ähnliches Bild. Mit Zunahme des Herzvolumens und stärker ausgeprägter Myokardischämie unter Belastung ergibt sich eine Zunahme der Mortalität (Abb. 4b).

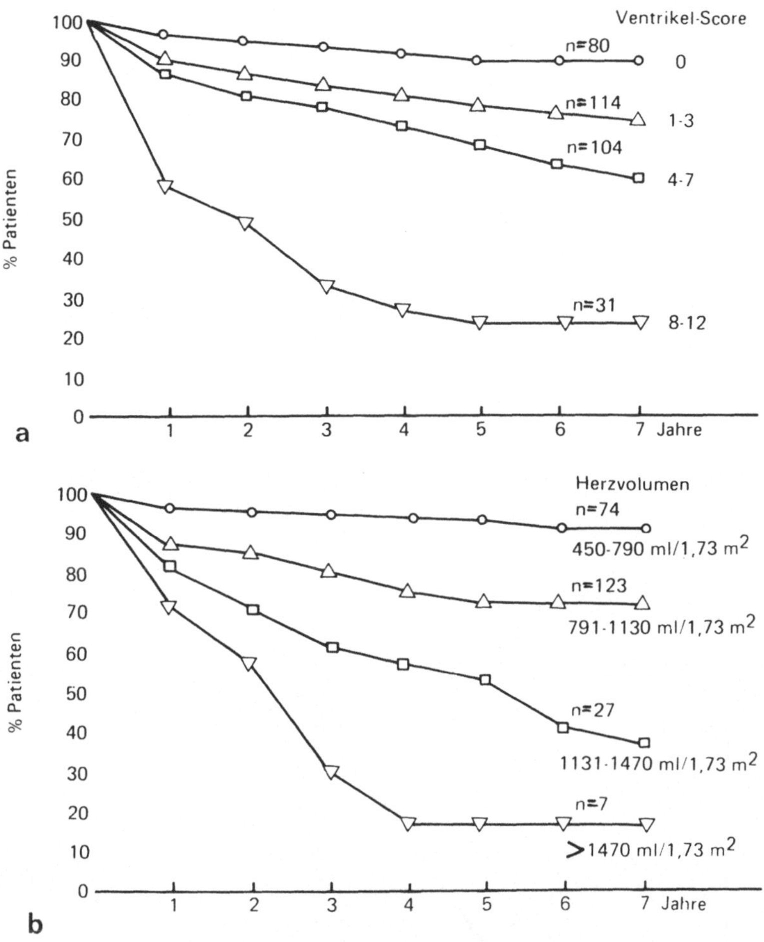

Abb. 3. a 7-Jahres-Mortalität in Abhängigkeit vom Grad der Ventrikelschädigung (Ventrikelscore [17]). **b** 7-Jahres-Mortalität in Abhängigkeit von der Herzgröße mit ähnlicher Beziehung wie in a

Schwere der Angina pectoris, Infarkthäufigkeit, Links- und Rechtsinsuffizienz

Das Ausmaß der Angina pectoris 7 Jahre nach der initialen Untersuchung zeigte eine enge Beziehung zum Ausmaß der Koronarsklerose und dem Grad der Ischämiereaktion. Bei 1-Gefäß-Erkrankung trat schwere Angina pectoris bei 12% der Patienten, bei 2-Gefäß-Erkrankung bei 22% und bei 3-Gefäß-Erkrankung bei 32% auf. Ähnliche Zahlen ergaben sich bei Zugrundelegung des Ischämiescore. Der Einfluß der Bypass-Chirurgie wirkte sich auf die Schwere der Angina pectoris günstig aus: 67% der operierten Patienten gaben eine Besserung der Angina pectoris an.

Die Inzidenz von Infarkten korrelierte mit der Schwere des Koronarbefalls. Die Infarktrate stieg von 15% bei 1-Gefäß-Erkrankung auf 16%, bei 2-Gefäßbefall bzw. auf 26% bei 3-Gefäß-Erkrankung. Die Mortalität nach zwischenzeitlich durchgemachtem

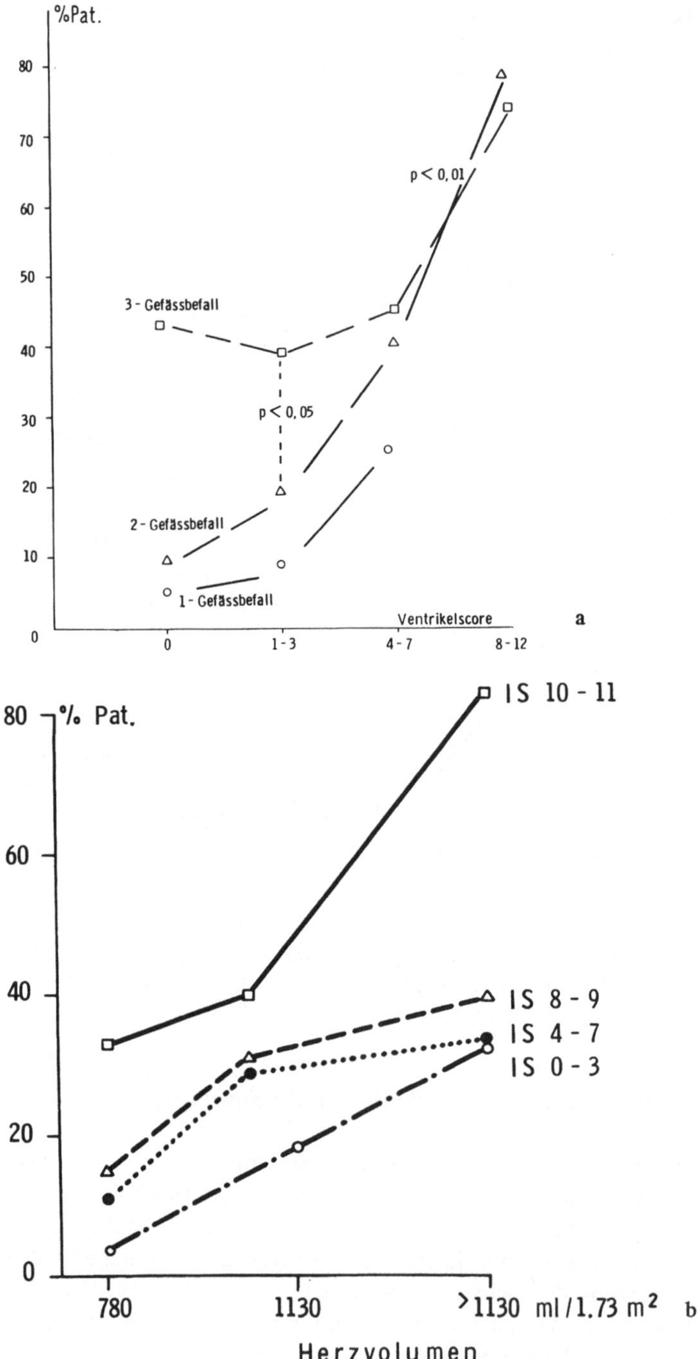

Abb. 4. a Bei gleichzeitiger Betrachtung des Koronarbefalls und der Ventrikelschädigung erhöht sich die prognostische Aussagefähigkeit. **b** Dies ist auch der Fall bei Berücksichtigung von Ischämiereaktion und Herzgröße. *IS*, Ischämiescore

Herzinfarkt stieg ebenfalls mit zunehmendem Gefäßbefall an (sie betrug bei primärer 1-Gefäß-Erkrankung 25%, bei 2-Gefäß-Erkrankung 50% und bei 3-Gefäß-Erkrankung 64%, wenn man die Gesamtzahl der Patienten mit durchgemachtem Infarkt mit 100% ansetzt).

Die Inzidenz von Infarkten war bei großem Herzen höher als bei kleinem (29% gegenüber 13%) [18].

Die vom Patienten erfragten Zeichen der Links- und Rechtsherzinsuffizienz zeigten in ihrer Häufigkeit eine enge Beziehung zum Ventrikelscore bzw. zum Herzvolumen. Bei einem Herzvolumen bis 800 ml/1,73 m^2 betrug der Anteil der Patienten mit Linksinsuffizienz 27%, mit Rechtsinsuffizienz 12%. Bis zu einer Herzvolumengröße von 1130 ml/1,73 m^2 klagten 45% der Patienten über Linksinsuffizienz und 25% über Rechtsinsuffizienz. Bei Werten bis 1470 ml/1,73 m^2 betrug die Inzidenz der Linksinsuffizienz 60% und die der Rechtsinsuffizienz 40%.

Einfluß der Bypass-Operation

Im Anschluß an die zwischen Januar 1970 und Dezember 1973 durchgeführten Herzkatheteruntersuchungen wurden 125 Patienten einer Operation zugeführt: 117 Patienten erhielten 1–3 Bypässe, im Mittel 1,6 pro Patient, bei 8 Patienten wurde eine Aneurysmaresektion durchgeführt. Der chirurgische Behandlungserfolg ließ sich vor allem bei den 2- und 3-Gefäß-Erkrankten nachweisen. In der Gruppe mit 2-Gefäß-Erkrankung wiesen die operierten Patienten eine Gesamtmortalität von nur 12% in 7 Jahren auf. Die Mortalitätsrate in der nichtoperierten Gruppe betrug dagegen 41% ($p < 0{,}01$). Ähnlich, jedoch nicht so ausgeprägt, sind die Unterschiede bei 3-Gefäß-Erkrankung. Die Neigung der Kurve der Operierten ist jedoch, wenn man von der Frühmortalität absieht, deutlich flacher. – Bei den Patienten mit Befall einer Kranzarterie fand sich kein wesentlicher Unterschied.

Diskussion

Die von uns festgestellten Werte für die 7-Jahres-Mortalität für nichtoperierte Patienten lagen mit 15, 41 und 51% für die 1-, 2- und 3-Gefäß-Erkrankung etwas niedriger als die von Bruschke mitgeteilten 5-Jahres-Mortalitätswerte [3, 4]. Damit kann – bezogen auf 1 Jahr – heute von einer geringeren Mortalität unter medikamentöser Therapie ausgegangen werden. Durch die Bypass-Operation läßt sich bei den 2- und 3-Gefäß-Erkrankten eine deutliche Reduktion der 7-Jahres-Mortalität auf 12 bzw 39% feststellen. Diese Werte stimmen mit den Angaben in der Literatur überein [2, 14, 15]. Setzt man anstelle des Gefäßbefalls den Koronarscore ein, erhält man eine ganz ähnliche Beziehung. Die von Friesinger mitgeteilten Mortalitätsraten in Abhängigkeit vom Koronarscore entsprechen annähernd unseren Werten [8].

Kaltenbach wies schon 1967 die prognostische Bedeutung des Belastungs-EKGs nach [12]. Dieser Befund läßt sich jetzt durch Verwendung des Ischämiescore bei einem 7-Jahres-Abschnitt bestätigen. Dabei ist ein direkter Vergleich mit dem koronaren Gefäßbefall möglich. Mit zunehmender Myokardischämie im Belastungs-EKG verschlechtert sich die Prognose ähnlich wie bei zunehmender Koronarsklerose. Auch Mattingly fand bei Patienten mit pathologischem Belastungs-EKG einen höheren Anteil von Koronarverschlüssen als bei Patienten mit normaler ST-Strecke [17].

Das Belastungs-EKG und die daraus mögliche Berechnung des Ischämiescore ist damit als einfacher und zuverlässiger prognostischer Parameter anzusehen. Von besonderer Wichtigkeit ist jedoch, daß eine vollständige Ausbelastung der Patienten gewährleistet ist, da sonst der Anteil falsch-negativer Befunde, insbesondere bei Patienten mit 1-Gefäß-Erkrankung, die prognostische Aussagekraft schmälert. Bei Zustand nach Infarkt sind dem Belastungs-EKG freilich Grenzen gesetzt.

Keine klaren Angaben ergeben sich aus der Literatur über den Zusammenhang zwischen Herzgröße und Prognose von Patienten mit koronarer Herzkrankheit. Bruschke et al., Brymer et al. und Lichtlen haben auf die enge Beziehung zwischen Ausmaß der Ventrikelschädigung und Prognose hingewiesen [4, 5]. Die Beziehung zur Prognose besteht auch bei Bestimmung des Herzvolumens [18]. Es zeigte sich, daß die Bestimmung der Gesamtherzgröße eine ebenso gute Aussage zur Prognose machen kann wie das invasiv gewonnene Ventrikulogramm. Setzt man beide Parameter, den Ischämiescore und das Herzvolumen, in Beziehung zum Verlauf, so läßt sich die prognostische Aussagefähigkeit in gleichem Umfang verbessern wie bei kombinierter Betrachtung des Gefäßbefalls und der Ventrikelschädigung.

Das Belastungs-EKG und die röntgenologische Herzgrößenbestimmung erlauben mit recht einfachen Mitteln sichere Aussagen über die Prognose bei der koronaren Herzkrankheit. Sie sind mit den invasiven Parametern, dem Befund der Koronarographie und der Ventrikulographie, durchaus vergleichbar. Wegen ihres nichtinvasiven Charakters sind deshalb bei Langzeituntersuchungen dem Belastungs-EKG und der Herzgrößenbestimmung eine größere Wertigkeit beizumessen.

Zusammenfassung

Bei 329 Patienten mit koronarer Herzkrankheit wurde 7 Jahre nach der Erstuntersuchung der Krankheitsverlauf eruiert, wobei Beschwerden, Inzidenz von Infarkten, Todeszeitpunkt und -ursache erfragt wurden. In Abhängigkeit vom Gefäßbefall nahm die Mortalität zu. Bei 1-, 2-, bzw. 3-Gefäß-Erkrankung betrug die 7-Jahres-Mortalität 15%, 41% und 51%. Für operierte Patienten wurden bei 2- und 3-Gefäß-Erkrankung deutlich niedrigere Mortalitätsziffern gefunden (12% und 39%). Bei Verwendung des aus dem Belastungs-EKG gewonnenen Ischämiescore ergaben sich ähnliche Beziehungen zur Prognose wie bei Zugrundelegung des Gefäßbefalls. So betrug bei einem Score zwischen 4 und 7 die 7-Jahres-Mortalität 23%, bei 8–9 30% und bei Werten zwischen 10 und 11 57%. Eine ähnlich gute Beziehung zur Prognose der Patienten ließ sich bei dem Grad der Ventrikelschädigung und der Zunahme der Herzgröße nachweisen. Beim normalen Ventrikel betrug die Mortalität 10% und stieg dann mit zunehmender Schädigung auf 77% an. Bei normalem Herzvolumen betrug die Mortalität 8%, mit zunehmender Herzgröße stieg sie bis auf 86% an.

Aus der Untersuchung geht hervor, daß nicht nur mit den angiographischen Parametern, sondern auch mit den nichtinvasiven Parametern sichere Aussagen über Verlauf und Prognose bei koronarer Herzkrankheit gemacht werden können.

Literatur

1. Bartel AG, Behar VS, Peter RH (1974) Graded exercise stress test in angiographically documented coronary artery disease. Circulation 49:348
2. Bourassa MG, Lesperance JJ, Corbara F, Saltiel J, Campeau L (1978) Progression of coronary disease 5–7 years after aortocoronary bypass surgery. Cleve Clin Q 45:175
3. Bruschke AVG, Proudfit WL, Sones FM Jr (1973) Progress of 590 consecutive nonsurgical cases of coronary disease followed 5–9 years. Arteriographic correlations. Circulation 47:1147
4. Bruschke AVG, Proudfit WL, Sones FM Jr (1973) Progress study of 590 consecutive nonsurgical cases of coronary disease followed 5–9 years. Ventriculographic and other correlations. Circulation 47:1154
5. Brymer JF, Hannah H, Pugh DM, Dunn M, Reis RL (1976) Left ventricular function and coronary obstruction as predictors of survival following aorto-coronary bypass. J Thorac Cardiovasc Surg 72:73
6. Burggraf GW, Parker JO (1975) Prognosis in coronary artery disease. Angiographic, hemodynamic and clinical factors. Circulation 51:146
7. Ellestad MH, Halliday WK (1977) Stress testing in the prognosis and management of ischemic heart disease. Angiology 28:149
8. Friesinger GC, Page EE, Ross RS (1970) Prognostic significance of coronary arteriography. Trans Assoc Am Physicians 83:78
9. Humphries JC, Kuller L, Ross RS, Friesinger GC, Page EE (1974) Natural history of ischemic heart disease in relation to arteriographic findings. A 12-year study of 224 patients. Circulation 49:489
10. Kaltenbach M (1975) Quantitative Bewertung koronarangiographischer Befunde mit Hilfe eines Punktesystems (Score). Z Kardiol 64:597
11. Kaltenbach M, Klepzig H (1965) Röntgenologische Herzvolumenbestimmung. Handbuch Kinderheilkunde II. Springer, Berlin Heidelberg New York
12. Kaltenbach M, Schäfer R, Klepzig H (1967) Die prognostische Bedeutung des Belastungs-EKGs. Eine Katamnese über 5 Jahre. Med Klin 62:710
13. Kaltenbach M, Martin KL, Hopf R (1976) Treffsicherheit von Belastungsuntersuchungen zur Erkennung von Koronarstenosen. Vergleich zwischen Belastungs-EKG (Kletterstufe) und Koronarogramm. Dtsch Med Wochenschr 101:1907
14. Lichtlen P (1978) Langzeitresultate der Bypass-Chirurgie. Med Welt 29:473
15. Lichtlen P (1979) Koronare Herzkrankheit – chirurgische oder konservative Therapie? Internist 20:115
16. Lim J, Proudfit W, Sones F (1975) Left main coronary arterial obstruction. Long term follow up of 141 nonsurgical cases. Am J Cardiol 36:131
17. Mattingly TW (1962) The postexercise electrocardiogramm. Its value in the diagnosis and prognosis of coronary artery disease. Am J Cardiol 9:395
18. Matzdorff F, Lippert E, Schmidt H, Schmidt K (1973) Risikoindikatoren für den Reinfarkt. Dtsch Med Wochenschr 98:2183–2191
19. Oberman A, Kouchoukos NT, Holt JH Jr, Russel RO Jr (1977) Long term results of the medical treatment of coronary artery disease. Angiology 28:160
20. Petersen P, Becker HJ, Kober G, Kaltenbach M (1976) Ischaemiereaktion im Elektrokardiogramm unter Maximalbelastung an der Kletterstufe im Vergleich zum koronarangiographischen Befund. Herz Kreisl 8:553

Relatives Herzvolumen, Rhythmusstörungen und Prognose

L. Samek, P. Betz, C. Droste und H. Roskamm

Benedikt-Kreutz-Rehabilitationszentrum, Südring 15, 7815 Bad Krozingen

Aus der Literatur ist bekannt, daß bei Patienten mit durchgemachtem Herzinfarkt in den folgenden Jahren zwischen Herzgröße und Mortalität eine Beziehung besteht. Patienten, die eine Herzvergrößerung aufweisen, haben eine höhere Mortalität (Waris et al. 1966; Shanoff et al. 1969; Matzdorff 1975; Proudfit 1977; Kaltenbach et al. 1981). In dieser Arbeit wird untersucht, ob diese prognostische Relevanz einer Herzvergrößerung auch für Patienten gilt, die den Herzinfarkt vor dem 40. Lebensjahr erlitten haben, und ob ventrikuläre Extrasystolien zusätzlich einen Einfluß auf die Prognose haben.

Patientengut und Methodik

Das Krankengut setzt sich aus 459 männlichen Patienten zusammen, deren durchschnittliches Alter beim Herzinfarkt 35,7 Jahre betrug und die im Durchschnitt 2,8 (SD 2,4) Monate nach Herzinfarkt untersucht wurden.

Die röntgenologische Herzaufnahme wurde am liegenden Patienten in 2 Projektionen aus 2 m Entfernung durchgeführt; das Herzvolumen wurde nach Rohrer (1916/17) und Kahlstorf (1933) berechnet und auf das Körpergewicht bezogen (HV/KG). Die Rhythmusstörungen wurden mit Hilfe des Langzeit-Speicher-EKG untersucht. Als bedeutsame Rhythmusstörungen wurden ventrikuläre Extrasystolen bezeichnet, die entweder in einer Häufigkeit von $>$ 10/h auftraten oder polymorph waren, in Ketten auftraten oder in die T-Welle einfielen.

Ergebnisse und Diskussion

Abbildung 1 zeigt die nach Cutler u. Ederer (1958) berechneten Überlebenskurven. Daraus ist ersichtlich, daß die höchste Überlebensrate nach 4 Jahren (97%) in der Gruppe zu finden ist, die einen Quotienten HV/KG aufweisen, der das arithmetische Mittel eines Normalkollektivs nicht überschreitet ($V/K \leq 11{,}7$). Die Überlebensrate nimmt ab mit der Zunahme der relativen Herzgröße und ist am niedrigsten in der Gruppe mit einem HV/KG, das die +2-Sigma-Normalgrenze überschreitet ($>12{,}7$), nämlich 83%.

In einer früheren Arbeit (Samek et al. 1978) wurde die Beziehung zwischen relativer Herzgröße und der Häufigkeit von Rhythmusstörungen untersucht. Aus Abb. 2 ist zu ersehen, daß mit der Zunahme der Herzgröße auch die Zahl der Patienten zunimmt,

Röntgenologische Herzvolumenbestimmung
Herausgegeben von M. Kaltenbach und H. Klepzig

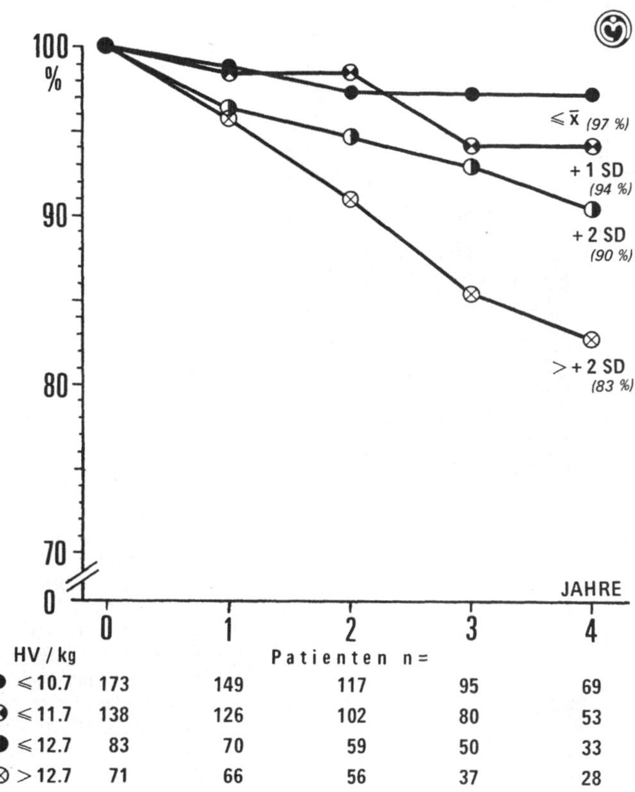

HV / kg	Patienten n=				
	0	1	2	3	4
● ≤ 10.7	173	149	117	95	69
⊖ ≤ 11.7	138	126	102	80	53
◑ ≤ 12.7	83	70	59	50	33
⊗ > 12.7	71	66	56	37	28

Abb. 1. Relatives Herzvolumen pro kg Körpergewicht (*HV/kg*), unterteilt in Bereiche nach der Standarddeviation (*SD*) von altersentsprechenden Normalpersonen, und Überlebensrate. Mit Zunahme der relativen Herzgröße nimmt die 4-Jahres-Überlebensrate ab

die bedeutsame Rhythmusstörungen haben. Die enge Beziehung zwischen relativer Herzgröße und Rhythmusstörungen einerseits und Rhythmusstörungen und schlechter Prognose andererseits läßt den Verdacht aufkommen, daß die Herzvergrößerung primär für die schlechte Prognose verantwortlich ist und nicht so sehr die Rhythmusstörungen. Es wurde deshalb in einer weiteren Analyse der kombinierte Einfluß von Herzgröße und Rhythmusstörungen untersucht.

Aus Abb. 3 geht hervor, daß Patienten, die keine Herzvergrößerung und keine Rhythmusstörungen haben, im Durchschnitt nach einer Beobachtungszeit von $\bar{x}$ = 3,5 Jahren eine Überlebensrate von 97% haben. Patienten mit nicht vergrößertem Herzen, aber mit Rhythmusstörungen haben eine Überlebensrate, die um 7% niedriger liegt (90%). In der Gruppe mit vergrößertem Herzen, aber keinen Rhythmusstörungen, sinkt die Überlebensrate weiter auf 86% ab. Sie ist am niedrigsten in der Gruppe mit vergrößertem Herzen und bedeutsamen Rhythmusstörungen, nämlich 65%.

Aus diesen Ergebnissen kann gefolgert werden, daß bei Patienten im chronischen Infarktstadium die Prognose nicht nur durch die myokardiale Schädigung, d.h. Herz-

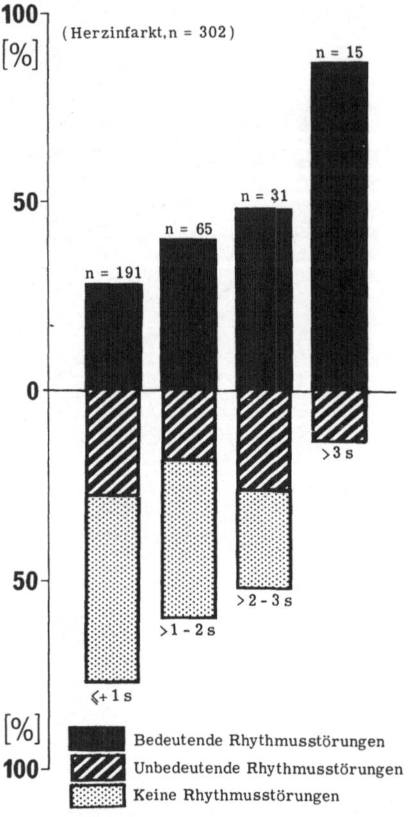

Abb. 2. Beziehungen zwischen relativem Herzvolumen, unterteilt nach den Bereichen der Standarddeviation (*s*) von altersentsprechenden Normalpersonen, und Rhythmusstörungen bei 302 Patienten im Alter von 29 bis 64 Jahren nach transmuralem Herzinfarkt. Die Rhythmusstörungen wurden im Ruhe-EKG, Belastungs-EKG und durch EKG-Telemetrie während der Bewegungstherapie erfaßt. *Unbedeutende Rhythmusstörungen:* supraventrikuläre Extrasystolen, ventrikuläre Extrasystolen < 10 pro Untersuchungseinheit; *bedeutende Rhythmusstörungen:* s. Text. (Aus Samek et al. 1978)

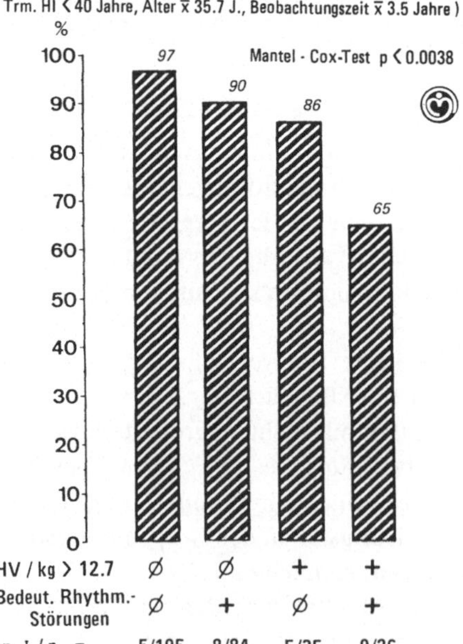

Abb. 3. Beziehung zwischen relativem Herzvolumen, Rhythmusstörungen und Überlebensrate. Patienten mit einem vergrößerten relativen Herzvolumen haben eine niedrigere Überlebensrate. Bedeutsame Rhytmusstörungen erniedrigen zusätzlich die Überlebensrate

vergrößerung, sondern zusätzlich – wahrscheinlich unabhängig – auch durch Rhythmusstörungen bestimmt wird.

Literatur

1. Cutler E, Ederer F (1958) Maximum utilization of the life table method in analyzing survival. J Chronic Dis 8:699
2. Kahlstorf A (1933) Über Korrelationen der linearen Herzmaße und des Herzvolumens. Klin Wochenschr 12:262
3. Kaltenbach M, Bussmann WD, Giebeler W (1981) Ziele und zukünftige Entwicklung der Bewegungstherapie für Herzkranke. In: Hopf R, Kaltenbach M (Hrsg) Bewegungstherapie für Herzkranke, 2. Aufl. Urban & Schwarzenberg, München Wien Baltimore, S 241–250
4. Matzdorff F (1975) Herzinfarkt. Prävention und Rehabilitation. Urban & Schwarzenberg, München Berlin Wien, S 56
5. Proudfit WL (1978) Minor prognostic associations. Cleve Clin Q 45:141–142
6. Rohrer F (1916/17) Volumenbestimmung an Körperhöhlen und Organen auf orthodiagraphischem Wege. ROEFO 24:285
7. Samek L, Bischofsberger K, Roskamm H, Stürzenhofecker P, Petersen J, Prokoph J (1978) Rhythmusstörungen im chronischen Infarktstadium. Therapiewoche 28:3237–3240
8. Shanoff HM, Alick Little J, Csima A, Yano R (1969) Heart size and ten-year survival after uncomplicated myocardial infarction. Am Heart J 78:608
9. Waris EK, Siitonen L, Himanka E (1966) Heart size and prognoses in myocardial infarction. Am Heart J 71:187

Beziehung zwischen Durchblutung, Sauerstoffverbrauch und Volumen des Herzens

H.W. Heiss

Medizinische Universitätsklinik, Abteilung Innere Medizin III, Hugstetterstraße 55, 7800 Freiburg

Einleitung

Zwischen dem röntgenologisch bestimmten Herzvolumen und der Leistungsfähigkeit des gesunden Menschen besteht eine hinlänglich bekannte signifikante positive Beziehung [7]. Unbekannt sind hingegen die Wechselbeziehungen zwischen dem Volumen und dem Stoffwechsel des Herzens. Sie sind bislang nicht untersucht worden. Ihre Beurteilung ist für die nichtinvasive Beurteilung der Myokarddurchblutung und des Herzstoffwechsels von grundlegender Bedeutung.

Methodik

Gegenstand dieser Mitteilung sind die Untersuchungsergebnisse von 10 gesunden Probanden, von denen 5 trainiert und 5 untrainiert waren. Unter ihnen befanden sich keine Hochleistungssportler. Sie wurden in Ruhe und während einer fahrradergometrischen Belastung im Liegen von 65% der Differenz aus maximaler ($\dot{V}O_2max$) und Ruhesauerstoffaufnahme ($\dot{V}O_2$) unter hämodynamischen und respiratorischen Steady-state-Bedingungen untersucht.

Die Myokarddurchblutung wurde mit der Argonmethode [6] gemessen, der Sauerstoffverbrauch des Herzens ebenso wie die Herzzeitvolumina nach dem direkten Fick-Prinzip berechnet. Die Herzvolumina wurden in Ruhe ebenfalls im Liegen nach der Methode von Rohrer [8] und Kahlstorf [3] in der Modifikation von Musshoff u. Reindell [4] röntgenologisch bestimmt.

Die Befunde aus diesen Untersuchungen werden mit den Ergebnissen von 4 Patienten mit Aorteninsuffizienz im Stadium II oder III der NYHA ohne Aortenstenose und ohne Koronarsklerose verglichen. Diese Patienten waren in gleicher Weise und mit gleicher Methodik untersucht worden. Die Belastung betrug bei den trainierten Probanden 233 ± 22 W ($\bar{x}$ ± SD), bei den untrainierten 215 ± 36 W und bei den Patienten mit Aorteninsuffizienz 90 ± 22 W. Die untersuchten Personen befanden sich im Sinusrhythmus. Sie waren nicht prämediziert. Weitere Einzelheiten der Methodik wurden bereits publiziert [1, 2].

Röntgenologische Herzvolumenbestimmung
Herausgegeben von M. Kaltenbach und H. Klepzig

Ergebnisse

Die Korrelationen zwischen dem Herzvolumen pro m^2 Körperoberfläche einerseits und dem Ruheschlagvolumen, der maximalen Sauerstoffaufnahme ($\dot{V}O_2 max$) und dem maximalen Sauerstoffpuls andererseits entsprachen bei den gesunden Probanden den Literaturangaben [7]. Das Herzvolumen war bei den Trainierten mit 12,02 ± 1,41 ml/kg um 13% größer als bei den Untrainierten mit 10,63 ± 1,41 ml/kg, bei den Patienten mit Aorteninsuffizienz wiederum mit 19,02 ± 3,49 ml/kg um 79% größer als bei den Untrainierten und um 58% größer als bei den Trainierten.

Bei den trainierten und untrainierten Probanden bestanden nichtinvasiv keine Anhaltspunkte für eine relevante Herzhypertrophie. Bei den Patienten mit Aorteninsuffizienz war die linksventrikuläre Hypertrophie z.T. stark ausgeprägt. Bei einem Patienten wurde postmortal ein Herzgewicht von 850 g bestimmt. Die angiokardiographisch gemessenen mittleren Wanddicken des linken Ventrikels lagen in dem Bereich zwischen 12,4 und 15,4 mm.

Im Mittel stieg die Myokarddurchblutung bei den Trainierten von 56 ± 6 in Ruhe auf 124 ± 15 ml/(min · 100g) unter der Belastung an, bei den Untrainierten von 80 ± 17 auf 252 ± 51 ml/(min · 100g) und bei den Patienten mit Aorteninsuffizienz von 80 ± 16 auf 113 ± 17 ml/(min · 100g) (Abb. 1). Die Durchblutungsänderung war begleitet von einem Anstieg des Sauerstoffverbrauchs des Herzens von 7 ± 1,26 auf 18,37 ± 1,23 ml/(min · 100g) bei den Trainierten, von 10,62 ± 1,95 auf 37,28 ± 6,18 ml/(min · 100g) bei den Untrainierten und von 10,44 ± 2 auf 15,34 ± 2,1 ml/(min · 100g) bei den Patienten mit Aorteninsuffizienz (Abb. 2).

Besonders auffällig war eine erhebliche Zunahme des myokardialen Sauerstoffverbrauchs pro Herzschlag ($M\dot{V}O_2/S$) bei den untrainierten Probanden von 147 ± 21 auf 202 ± 43 µl/100g, dagegen eine Abnahme von 114 ± 14 auf 105 ± 9 µl/100g bei den Trainierten und noch stärker bei den Patienten mit Aorteninsuffizienz von 141 ± 12 auf 108 ± 6 µl/100g unter der Belastung (Abb. 3).

Die Hämodynamik lag bei den trainierten und untrainierten Probanden in Ruhe und unter Belastung auf gleichem Niveau, die Abweichungen bei den Patienten mit Aorten-

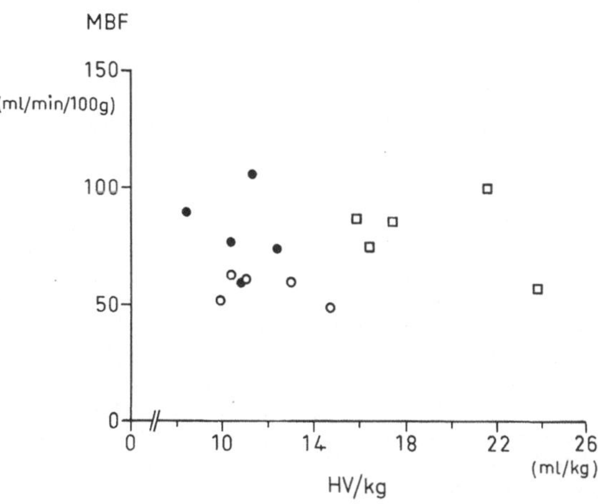

Abb. 1. Einfluß des Herzvolumens (*HV/kg*) auf die Myokarddurchblutung (*MBF*) bei trainierten (○) und untrainierten Probanden (•) sowie bei Patienten mit Aorteninsuffizienz (□). Unter Ruhebedingungen verhält sich die Myokarddurchblutung in diesem Kollektiv unabhängig vom Herzvolumen. Bei gesunden Probanden besteht die Tendenz zu einer inversen Beziehung

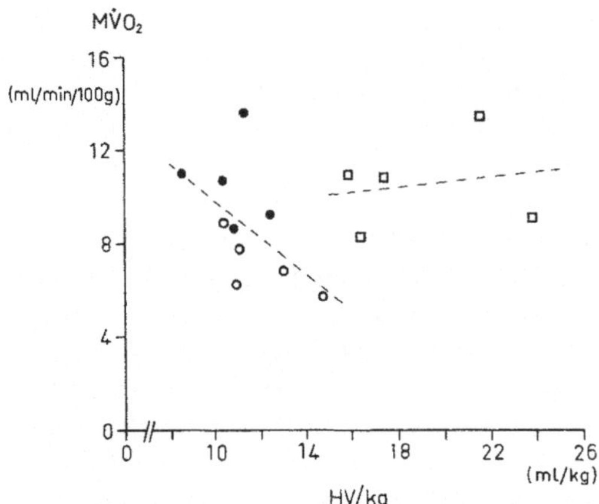

Abb. 2. Einfluß des Herzvolumens (*HV/kg*) auf den Sauerstoffverbrauch des Herzens ($M\dot{V}O_2$) bei trainierten (○) und untrainierten Probanden (●) sowie bei Patienten mit Aorteninsuffizienz (□). Unter Ruhebedingungen ist in diesem Kollektiv der Sauerstoffverbrauch des Herzens unabhängig vom Herzvolumen. Bei den gesunden Probanden zeichnet sich eine inverse Beziehung ab

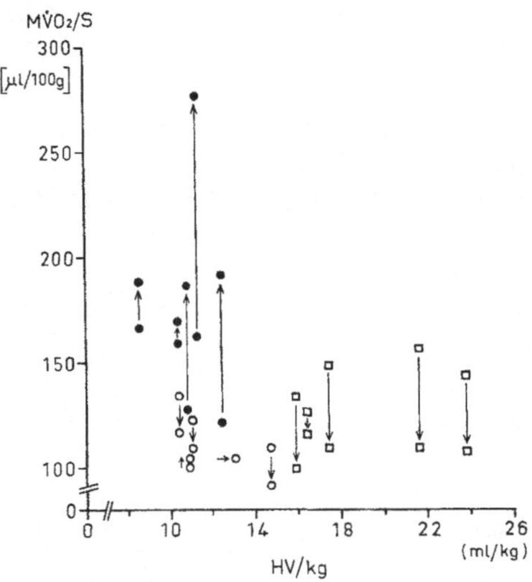

Abb. 3. Einfluß des Herzvolumens (*HV/kg*) auf den myokardialen Sauerstoffverbrauch pro Herzschlag ($M\dot{V}O_2/S$) bei trainierten (○) und untrainierten Probanden (●) sowie bei Patienten mit Aorteninsuffizienz (□). Bei sehr unterschiedlichem Herzvolumen zeigen die trainierten Probanden und die Patienten mit Aorteninsuffizienz während Körperarbeit (*Pfeile*) eine Abnahme des auf die Gewichtseinheit des Myokards bezogenen Sauerstoffverbrauchs pro Herzschlag. Die Verminderung ist bei den Patienten mit Aorteninsuffizienz auf der niedrigeren Belastungsstufe stärker ausgeprägt. Der Herzindex war bei den Trainierten unter der Belastung durchschnittlich um 25% höher als bei den Patienten mit Aorteninsuffizienz, der maximale systolische Druck um 4% niedriger. Bei den Untrainierten stieg der myokardiale Sauerstoffverbrauch pro Herzschlag während Belastung z.T. exzessiv an, obwohl sich die Belastungshämodynamik (Cardiac Index, maximaler systolischer Druck, pulmonalarterieller Druck, Herzfrequenz) nicht nennenswert von der der Trainierten unterschied. Die Herzvolumina konnten röntgenologisch nur unter Ruhebedingungen bestimmt werden

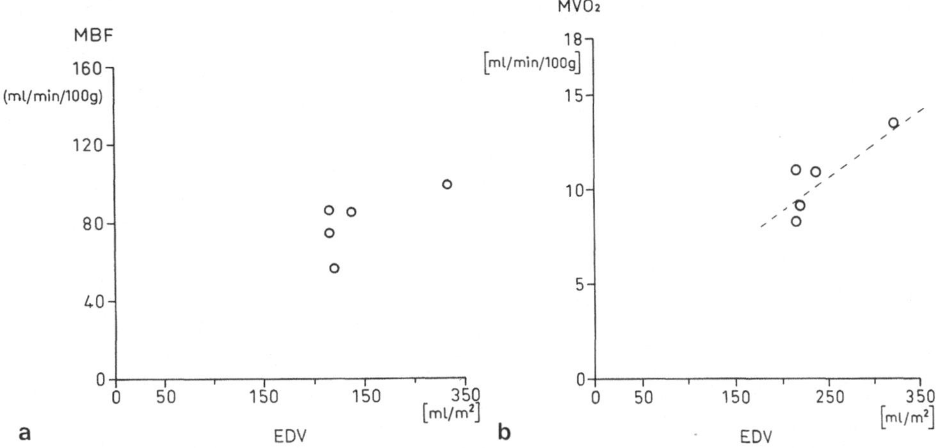

Abb. 4 a, b. Beziehung von Myokarddurchblutung (*MBF*, **a**) und myokardialem Sauerstoffverbrauch ($M\dot{V}O_2$, **b**) zum enddiastolischen Volumen des linken Ventrikels bei Patienten mit Aorteninsuffizienz in Ruhe. Bei einer überwiegend linksventrikulären Herzvergrößerung (Aorteninsuffizienz) ist der Bezug von Durchblutung und Sauerstoffverbrauch auf das enddiastolische Volumen aussagekräftiger als bei Berücksichtigung der Gesamtherzgröße (Herzvolumen). Besonders relevant ist hier die Beziehung zwischen Sauerstoffverbrauch und enddiastolischem Volumen (**b**), die im Sinne Strauers [9, 10] auf eine erhöhte Wandspannung bei verminderter Masse-Volumen-Relation zurückgeführt werden kann

insuffizienz waren nicht auffällig. Weitere Einzelheiten können den Abbildungen 1–4 und deren Legenden entnommen werden.

Diskussion

Strauer [9, 10] hatte bei Patienten mit essentieller Hypertonie unter Ruhebedingungen eine Zunahme der Myokarddurchblutung und des Sauerstoffverbrauchs des Herzens in direkter Abhängigkeit von der Größe und der Hypertrophie des linken Ventrikels beobachtet. Der Anstieg von Durchblutung und Sauerstoffverbrauch war besonders ausgeprägt, wenn das Ausmaß der Dilatation das der Hypertrophie überwog (hohe Wandspannung; verminderte Masse-Volumen-Relation des linken Ventrikels), und deutlich geringer bei einem Überwiegen der Massenzunahme (geringere Wandspannung; vermehrte Masse-Volumen-Relation des linken Ventrikels). Dieses Konzept kann zur Erklärung der Durchblutungs- und Stoffwechselunterschiede im Myokard der gesunden Probanden nicht herangezogen werden. Denn die Gesamtherzgröße war bei den Trainierten durchschnittlich nur um 13% größer als bei den Untrainierten, so daß nur ein kleiner Teil dieses Betrages auf den linken Ventrikel entfällt. Ferner boten sich nichtinvasiv keine Hinweise auf eine Herzhypertrophie, wie auch die hämodynamischen Daten in Ruhe und unter Belastung gut vergleichbar waren. Bei dieser Ausgangslage waren gleichartige Veränderungen der Durchblutung und des Stoffwechsels des Herzens bei Trainierten und Untrainierten zu erwarten. Die besonders unter schwerer Körperarbeit nachweisbaren Abweichungen beruhen somit wahrscheinlich auf extrakardialen Faktoren, von denen vor allem vegetative Einflüsse zu nennen sind, wie sie sich bei Sportlern im Sinne einer Vagotonie und bei Untrainierten durch einen erhöhten Sympathikotonus äußern. Erst in zweiter Linie ist bei Sportlern an eine verminderte periphere Kreislaufbeanspruchung infolge eines verbesserten Bewegungsablaufs in der trainierten Muskulatur und den Gelenken zu denken. Dieser Gesichtspunkt kann allein nicht ausschlaggebend sein, da sich Durchblutung und Sauerstoffverbrauch des Herzens bei den Patienten mit Aorteninsuffizienz, die sich aufgrund ihrer Herzerkrankung in einem schlechten Trainingszustand befanden, gleichartig verhielten wie bei den Trainierten, wenn auch unter Bezug auf die erbrachte Leistung auf einem höheren Stoffwechselniveau.

Es bleibt weiteren Untersuchungen vorbehalten, ob sich bei Gesunden tatsächlich eine inverse Beziehung zwischen dem Herzvolumen und dem myokardialen Sauerstoffverbrauch sichern läßt, wie sie sich in dem hier vorgestellten Kollektiv abzeichnet. Ferner kann aus methodischen Gründen z.Z. nicht geklärt werden, ob und in welcher Weise der Vagus bei belastungsbedingt erhöhtem Sympathikotonus verstärkt den Herzstoffwechsel beeinflussen kann.

Schlußfolgerungen

1. Das Herzvolumen ist grundsätzlich kein geeignetes quantitatives Maß zur nichtinvasiven Beurteilung des Herzstoffwechsels.
2. Bei Kenntnis der Hämodynamik und der Geometrie des Herzens sowie der vegetativen Ausgangslage kann das Herzvolumen qualitativ zu Verlaufskontrollen herangezogen werden.
3. Der Bezug der Stoffwechselgrößen auf die linksventrikulären Volumina ist gegenüber dem Herzvolumen wesentlich aussagekräftiger.
4. Die Beziehungen zwischen Herz- und Ventrikelvolumina einerseits und den Stoffwechselgrößen, Myokarddurchblutung und myokardialer Sauerstoffverbrauch, andererseits werden durch vegetative Faktoren (Sympathikotonie bei Untrainierten, Vagotonie bei Trainierten und Patienten mit Aorteninsuffizienz) stark beeinflußt.
5. Die vegetativen Einflüsse können den aus der Geometrie der Herzkammer, ihrer Funktion und Inotropie ableitbaren Sauerstoffverbrauch erheblich variieren.

Literatur

1. Heiss HW, Barmeyer J, Wink K, Hell G, Cerny FJ, Keul J, Reindell H (1976) Studies on the regulation of myocardial blood flow in man. I.: Training effects on blood flow and metabolism of the healthy heart at rest and during standardized heavy exercise. Basic Res Cardiol 71: 658
2. Heiss HW, Barmeyer J, Wink K, Keul J, Reindell H (1977) Trainingseinflüsse auf Durchblutung und Energieversorgung des Herzens. Sportarzt Sportmed 28:1
3. Kahlstorf A (1932) Über eine orthodiagraphische Herzvolumenbestimmung. ROEFO 45:123
4. Musshoff K, Reindell H (1956) Zur Roentgenuntersuchung des Herzens in horizontaler und vertikaler Körperstellung. 1. Mitteilung: Der Einfluß der Körperstellung auf das Herzvolumen. Dtsch Med Wochenschr 81:1001

5. Musshoff K, Reindell H (1957) Zur Roentgenuntersuchung des Herzens in horizontaler und vertikaler Körperstellung. 2. Mitteilung: Der Einfluß der Körperstellung auf die Herzform. Dtsch Med Wochenschr 82:1075
6. Rau G (1969) Messung der Koronardurchblutung mit der Argon-Fremdgasmethode. Basic Res Cardiol 58:322
7. Reindell H, Klepzig H, Steim H, Musshoff K, Roskamm H, Schildge E (1960) Herz-, Kreislaufkrankheiten und Sport. Barth, München
8. Rohrer R (1916/17) Volumenbestimmung von Körperhöhlen und Organen auf orthodiagraphischem Wege. ROEFO 24:285
9. Strauer BE (1978) Das Hochdruckherz. II. Koronardurchblutung, Koronarreserve und Sauerstoffverbrauch des linken Ventrikels. Z Kardiol 67:452
10. Strauer BE (1979) Myocardial oxygen consumption in chronic heart disease: Role of wall stress, hypertrophy and coronary reserve. Am J Cardiol 44:730

Vergleich der Wertigkeit röntgenologischer und echokardiographischer Parameter zur Vorhersage der linksventrikulären Auswurffraktion bei Koronarpatienten

W. Jaedicke, T.S. Ong, V. Wiebe, H. Straub, R.C. Müller-Haake und J. Barmeyer

Medizinische Universitätsklinik, „Bergmannsheil Bochum", Hunscheidtstraße 1, 4630 Bochum

Die Schädigung des Myokards bei der Koronarerkrankung betrifft zunächst nahezu ausschließlich und auch in fortgeschrittenen Stadien ganz überwiegend den linken Ventrikel, also nur eine der vier Herzhöhlen. Das erklärt die bei dieser Erkrankung nur relativ lockeren, wenn auch signifikanten Korrelationen des röntgenologischen Herzvolumens als Maß für die Gesamtherzgröße zum lävokardiographischen Befund, wie sie von Martin [9] u. Jaedicke et al. [6] gefunden wurden. Die Aussagefähigkeit der üblichen Herzfernaufnahmen im Stehen ist noch wesentlich geringer [5]. Durch die Echokardiographie hat die nichtinvasive Beurteilung gerade des linken Ventrikels im letzten Jahrzehnt eine erhebliche Erweiterung erfahren. Unter diesem Aspekt schien es uns interessant, am gleichen Krankengut die Aussagemöglichkeit von röntgenologischer Herzvolumenbestimmung und Formanalyse mit der des Echokardiogramms zu vergleichen.

Für diese Untersuchung wählten wir 100 von den in einem Jahr koronarangiographierten Patienten aus, von denen sowohl technisch einwandfreie Herzvolumenaufnahmen und Echokardiogramme als auch Lävokardiogramme vorlagen, so daß sich eine möglichst ausgewogene Verteilung von Patienten mit normalen, mäßig sowie schwer pathologischen Lävokardiogrammen ergab. Als lävokardiographischer Referenzparameter wurde die monoplan im RAO-Strahlengang nach der Flächenlängsachsen-Methode [2] bestimmte Auswurffraktion (AF) gewählt, da sie einerseits unabhängig vom Vergrößerungsfaktor als einer der wichtigsten Fehlerquellen der quantitativen Lävokardiographie [8] bestimmt werden kann und andererseits den in der Klinik gängigsten und aussagefähigsten Einzelwert zur Quantifizierung der linksventrikulären Schädigung darstellt. Dabei waren wir uns bewußt, daß die hier untersuchten Parameter, wie echokardiographische Ventrikeldurchmesser oder röntgenologisches Herzvolumen, im strengen Sinne nicht der AF vergleichbare Werte sind. Wegen der praxisbezogenen Zielrichtung unserer Untersuchung wurde auf die spezielle Berücksichtigung dieser Problematik verzichtet. Das so ausgewählte Patientenkollektiv zeigte folgende Verteilung: normale AF (> 60%): 51 Patienten, mäßig reduzierte AF (40–59%): 24 Patienten, erheblich reduzierte AF (< 40%): 25 Patienten. Die Herzvolumenbestimmung erfolgte in Bauchlage nach der Methode von Rohrer [11] und Kahlstorf [7] in der Modifikation von Musshoff u. Reindell [10]. Zusätzlich wurde eine Herzfernaufnahme p.-a. im Stehen angefertigt. Vor der Volumenbestimmung klassifizierte ein erfahrener Radiologe die Größe des linken Ventrikels nach diesen 3 Aufnahmen entsprechend 4 Schweregraden: 0 = normal, 1 = fraglich bis leicht vergrößert, 2 = eindeutig mäßig bis mittelgradig vergrößert, 3 = stark vergrößert. Aus dem in üblicher Position registrierten Echokardiogramm

Röntgenologische Herzvolumenbestimmung
Herausgegeben von M. Kaltenbach und H. Klepzig

(UKG) wurden enddiastolischer und endsystolischer Durchmesser (EDD bzw. ESD) ermittelt sowie die Verkürzungsfraktion berechnet. Als oberster Normwert wurde in Anlehnung an Friedewald [4] und Feigenbaum [3] für den EDD 32 mm/m^2 KO (Körperoberfläche), für den ESD 23 mm/m^2 KO und als unterster Grenzwert für die Verkürzungsfraktion (VF) 0,30 angenommen.

Zur Beurteilung der Wertigkeit der einzelnen Parameter wurden zum einen Regressionsgeraden berechnet mit der lävokardiographischen AF als Bezugsgröße, zum anderen Sensitivität und Spezifität zur Vorhersage einer normalen bzw. pathologischen AF nach den üblichen Formeln für die einzelnen Parameter berechnet.

Ergebnisse

Röntgenologische Parameter und AF

a) Herzvolumen und Auswurffraktion (Abb. 1). Das auf m^2 KO bezogene Herzvolumen (HV/KO) und die AF zeigen eine mit einem Korrelationskoeffizienten von −0,693 nur relativ lockere, wenn auch hochsignifikante Beziehung. Unter den Patienten mit leicht pathologischen HV-Werten zwischen 500 und 600 ml/m^2 fanden sich viele mit noch normaler AF entsprechend der relativ geringen Spezifität (s. Tabelle 1) von 72%. Die naheliegende Erklärung einer linksventrikulären Hypertrophie als zusätzlicher, zur Herzvergrößerung führender Faktor in diesen Fällen ließ sich durch die Einbeziehung elektrokardiographischer Linkshypertrophiezeichen nicht belegen. Bei stark vergrößerten Herzen über 600 ml/m^2 lag stets eine hochgradig erniedrigte AF vor. Bei deutlich

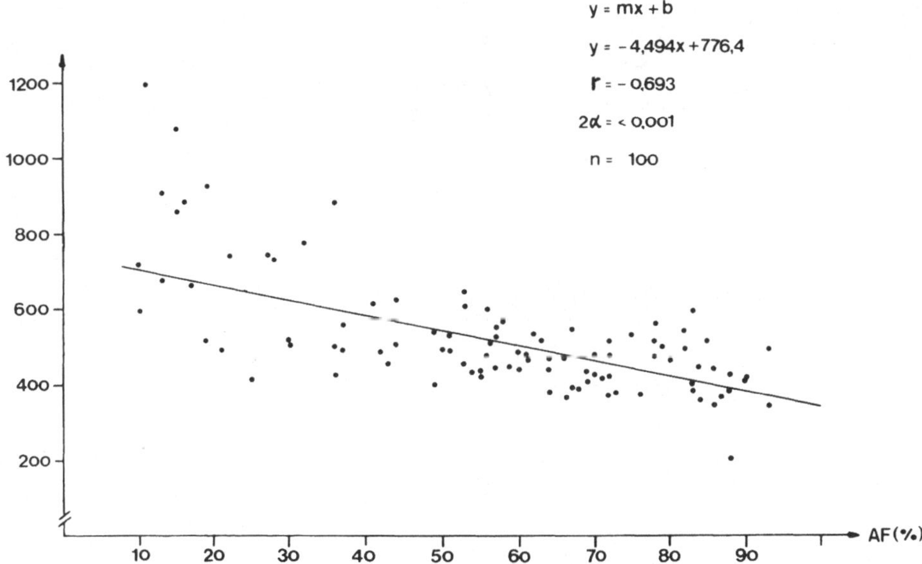

Abb. 1. Korrelation von Herzvolumen pro Körperoberfläche (*HV/KO* in ml/m^2 KO) zur lävokardiographischen Auswurffraktion (*AF*)

Tabelle 1. Sensitivität und Spezifität der echokardiographischen und röntgenologischen Parameter für 3 verschiedene Grenzwerte der lävokardiographischen Auswurffraktion

Grenzwert normal/pathol.		EKG (A) [%]	EKG (B) [%]	HV/KO [%]	Rö. li. ventr. Klass. [%]	Rö. HV oder li. ventr. Klass. [%]	EDD/KO [%]	ESD/KO [%]	VF [%]	HV/KO oder EDD/KO [%]	HV/KO oder ESD/KO [%]	EDD/KO oder ESD/KO [%]
AF < 40%	Sensitivität	92	86	84	76	88	88	92	84	96	96	92
	Spezifität	44	46	69	88	67	80	75	56	56	55	71
AF < 50%	Sensitivität	94	89	78	63	81	78	81	78	94	91	84
	Spezifität	49	49	72	88	69	82	76	57	62	57	74
AF < 60%	Sensitivität	82	74	67	45	71	67	73	73	86	84	78
	Spezifität	51	52	78	88	75	92	88	65	71	67	86

EKG (A), alle Patienten; Linksschenkelblock und Linksverspätung = pathologisch (n = 100);
EKG (B), alle Patienten ohne Linksschenkelblock und Linksverspätung (n = 85); *AF,* Auswurffraktion; *Li. ventr. Klass.,* Linksventrikuläre Klassifizierung; *HV/KO,* Herzvolumen pro Körperoberfläche in ml/m²; *EDD/KO,* Enddiastolischer Durchmesser pro Körperoberfläche in mm/m²; *ESD/KO,* Endsystolischer Durchmesser pro Körperoberfläche in mm/m²; *VF,* Verkürzungsfraktion

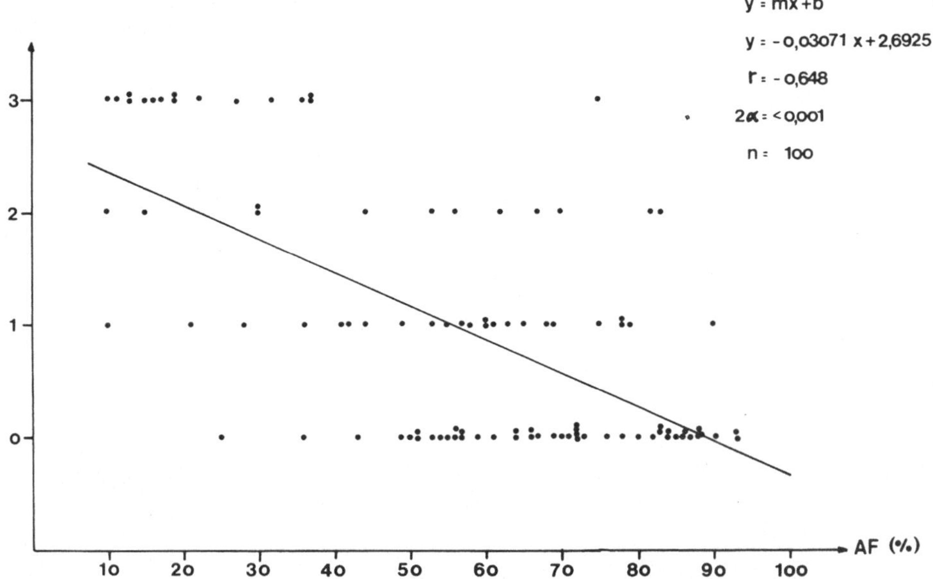

Abb. 2. Korrelation von qualitativer Größenbeurteilung des linken Ventrikels im Röntgenbild nach 4 Schweregraden (Einzelheiten s. Text) zur lävokardiographischen Auswurffraktion (*AF*)

erniedrigter AF < 40% lag das HV/KO bei 80% im pathologischen Bereich. Hier fiel die starke Streuung der HV-Werte auf, wie sie auch von Martin beobachtet wurde. Als Ursache kommt am ehesten die bei schwerer Myokardschädigung zunehmend häufigere, teilweise erhebliche Dilatation auch des rechten Ventrikels [5] in Frage.

b) Klassifizierung der linksventrikulären Größe und AF (Abb. 2). Der Korrelationskoeffizient von −0,648 ist nicht wesentlich schlechter als für die quantitative HV-Bestimmung. Das bedeutet, daß die sorgfältige Formanalyse durch einen erfahrenen Radiologen fast die gleiche Zuverlässigkeit besitzt wie die HV-Bestimmung. So wurden nur 6 der schwer geschädigten Ventrikel mit einer AF < 40%, entsprechend 24% dieser Patienten, nicht richtig erkannt, einer mehr als mit der HV-Bestimmung. Bei einer starken Vergrößerung des linken Ventrikels [3] lag bis auf eine Ausnahme stets eine hochgradig erniedrigte AF unter 40% vor. Dem entsprach die berechnete Spezifität von 88% (Tabelle 1).

Echokardiographische Parameter und AF

a) EDD und AF (Abb. 3). Für den EDD fand sich mit einem r von −0,749 eine deutlich bessere Korrelation zur AF als für die radiologischen Parameter. Nur 3 der 25 Patienten mit einer AF < 40%, also 12%, zeigten noch einen normalen EDD von weniger als 32 mm/m^2, entsprechend einer Sensitivität von 88% und Spezifität von 80%, für diesen Grenzwert der AF (Tabelle 1).

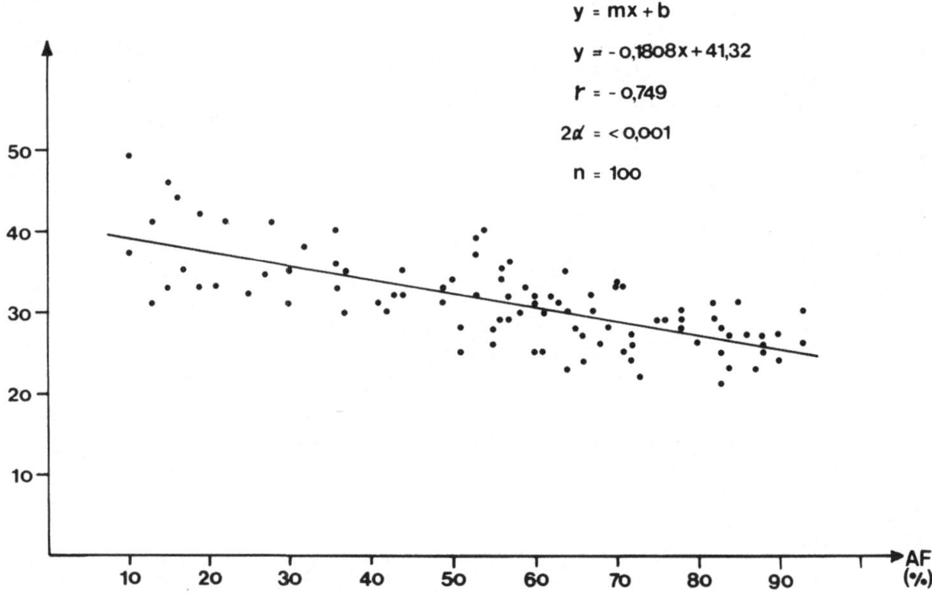

Abb. 3. Korrelation des echokardiographischen linksventrikulären enddiastolischen Durchmessers (*EDD/KO* in mm/m²) zur lävokardiographischen Auswurffraktion (*AF*)

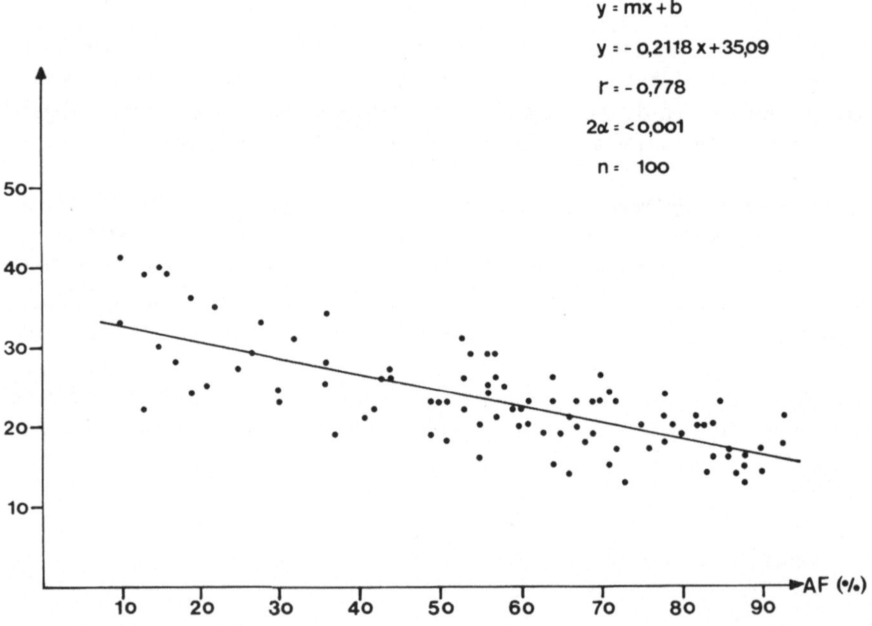

Abb. 4. Korrelation des enddiastolischen Durchmessers des linken Ventrikels (*ESD/KO* in mm/m²) zur lävokardiographischen *AF*

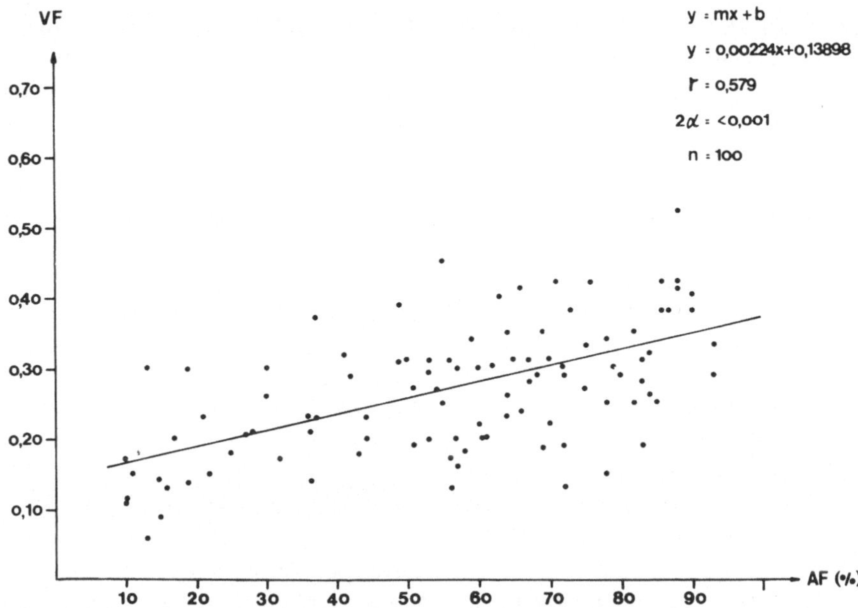

Abb. 5. Korrelation von Verkürzungsfraktion des linken Ventrikels im Echokardiogramm (*VF*) zur lävokardiographischen Auswurffraktion (*AF*)

b) ESD und AF (Abb. 4). Noch besser und mit geringerer Streuung korrelierte der ESD mit der AF (r = −0,778) bei den höchsten Werten für Sensitivität (92%) und guten Werten für die Spezifität (75%) zur Erfassung von Ventrikeln mit einer AF unter 40% (Tabelle 1).

c) VF und AF (Abb. 5). Die VF als theoretisch am ehesten mit der AF vergleichbarer UKG-Parameter zeigte mit r = 0,579 die lockerste Korrelation zur AF mit starker Streuung und entsprechend niedrige Werte für die Spezifität bei noch guter Sensitivität mit 84% (Tabelle 1). Für diese auch von anderen Autoren, wie Bubenheimer et al. [1], gefundene niedrige Aussagekraft der VF gerade im Verhältnis zu der vergleichsweise hohen Wertigkeit des ESD dürfte vor allem der regionale Charakter der Myokardschädigung bei der Koronarerkrankung verantwortlich sein. So kann bei dilatiertem Ventrikel durch die Hyperkontraktilität des vom Schallstrahl erfaßten Myokardareals eine normale VF trotz reduzierter AF vorgetäuscht werden oder aber eine normale AF vorliegen bei reduzierter VF, wenn das zur Messung beschallte Myokardareal gerade in einer akinetischen Zone liegt.

Parameterkombinationen (Tabelle 1)

Neben den dargestellten Korrelationen prüften wir die Treffsicherheit verschiedener Kombinationen von Parametern. Erwartungsgemäß führte die Anwendung solcher Kombinationen, beispielsweise von HV/KO und EDD/KO, zu einer erhöhten Sensitivität bis zu 96%, so daß mehr pathologische Ventrikel richtig erkannt wurden. Dafür mußte aber eine erheblich geringere Spezifität von beispielsweise nur 56% mit dieser Kombination in Kauf genommen werden, bedingt durch die Addition der falsch-positiven Befunde beider Methoden.

Zusammenfassung

1. Das röntgenologische Herzvolumen ist eine brauchbare Methode zur Beurteilung der linksventrikulären Schädigung bei Koronarpatienten mit einer nur mäßigen Sensitivität, aber höheren Spezifität, da eine deutliche Herzvolumenvergrößerung stets einen schwer geschädigten linken Ventrikel anzeigt.
2. Die qualitative Methode der Formanalyse hat unter optimalen Bedingungen eine fast gleich gute Aussagekraft wie die Herzvolumenbestimmung zur Abschätzung der linksventrikulären AF.
3. Die echokardiographisch ermittelten Ventrikeldurchmesser, speziell der ESD, scheinen den radiologischen Methoden zur Vorhersage der AF überlegen, während die Verkürzungsfraktion die schlechteste Korrelation zur AF zeigte.
4. Durch Kombination radiologischer und echokardiographischer Parameter läßt sich zwar die Sensitivität bis auf Werte von 96% steigern, was aber durch einen erheblichen Verlust an Spezifität erkauft wird durch Addition falsch-positiver Befunde.

Literatur

1. Bubenheimer P, Huesmann K, Kannegiesser C, Roskamm H (1978) Kann das Ausmaß der linksventrikulären Schädigung nach Myokardinfarkt echokardiographisch beurteilt werden? Z Kardiol [Suppl] 67:138
2. Dodge HT, Sandler H, Baxley WA, Hawley RR (1966) Usefulness and limitation of radiographic methods for determining left ventricular volume. Am J Cardiol 18:10
3. Feigenbaum H (1981) Echocardiography, 3rd ed. Lea & Febiger, Philadelphia
4. Friedewald VE (1977) Textbook of echocardiography. Saunders, Philadelphia London Toronto
5. Jaedicke W, Reindell H (1977) Röntgenuntersuchung. In: Barmeyer J, Reindell H (Hrsg) Koronare Herzerkrankung. Witzstrock, Baden-Baden Brüssel Köln New York, S 87–100
6. Jaedicke W, Meuret G, Barmeyer J, Wink K, Reindell H (1974) Wertigkeit verschiedener Parameter in der Diagnostik koronargefäßkranker Patienten. Beziehungen zwischen den ergometrischen, haemodynamischen, röntgenologischen und angiographischen Befunden. Therapiewoche 51:6087
7. Kahlstorf H (1932) Über eine orthographische Herzvolumenbestimmung. ROEFO 45:123
8. Kaltenbach M, Schulz W (1975) Kineangiographische Bestimmung von Ventrikelvolumina mit Rechnerhilfe. Dtsch Med Wochenschr 100:590
9. Martin KL, Kaltenbach M (1976) Durchführung und diagnostischer Wert der Herzvolumenbestimmung durch Herzfernaufnahmen im Liegen, illustriert am Vergleich mit angiographisch bestimmtem Ventrikelvolumen. Lebensversicherungsmed 5:106–111
10. Musshoff K, Reindell H (1956) Zur Röntgenuntersuchung des Herzens in vertikaler und horizontaler Körperstellung. I. Mitteilung: Der Einfluß der Körperstellung auf das Herzvolumen. Dtsch Med Wochenschr 81:1001
11. Rohrer F (1916) Volumenbestimmung an Körperhöhlen und Organen auf orthographischem Wege. ROEFO 2:285

Vergleich von Herzvolumen und Äquilibrium-Radionuklidventrikulographie bei koronarer Herzkrankheit

H. Klepzig Jr., R. Standke, F.D. Maul, G. Hör, H.E. Riemann und M. Kaltenbach

Zentrum für innere Medizin, Abteilung für Kardiologie, Klinikum der Johann Wolfgang Goethe-Universität, Theodor-Stern-Kai 7, 6000 Frankfurt 70

Beim Vorliegen einer koronaren Herzkrankheit wird das röntgenologisch bestimmte Herzvolumen häufig zur Beurteilung der globalen Myokardfunktion herangezogen. So kann z.B. ein ausgedehnter Myokardinfarkt zu einer röntgenologisch erfaßbaren Herzvergrößerung führen (Matzdorf 1975; Shanoff et al. 1969), so daß bereits aufgrund der Röntgenuntersuchung eine erhebliche Schädigung des Herzmuskels vermutet werden kann. Die Radionuklidventrikulographie stellt ein Verfahren dar, das eine isolierte Untersuchung des linken Ventrikels erlaubt. Aus den Szintigrammen kann mit Rechnerhilfe auf die Auswurffraktion, die maximale systolische Volumenänderungsgeschwindigkeit und – mit gewissen Einschränkungen – auch auf das enddiastolische und endsystolische Volumen des linken Ventrikels geschlossen werden (Strauss et al. 1971; Adam et al. 1977, 1980; Hör u. Sebening 1980; Hör u. Standke 1981, Standke und Hör (im Druck); Hör u. Maul 1982). In der vorliegenden Studie sollte untersucht werden, ob zwischen dem röntgenologisch bestimmten Herzvolumen und der linksventrikulären Pumpleistung, beurteilt aus der szintigraphischen Untersuchung, eine Beziehung besteht.

Krankengut und Methodik

Es wurden 21 Männer und 1 Frau im Alter von 37–73 Jahren (mittleres Alter 55 Jahre) mit einer koronaren Herzkrankheit untersucht. Die Koronarerkrankung war bei 20 Patienten koronarangiographisch gesichert, bei 2 Patienten durch einen klinisch, elektrokardiographisch und laborchemisch dokumentierten Myokardinfarkt. Bei 7 Patienten bestand ein alter Vorderwandinfarkt, bei 2 ein alter Hinterwandinfarkt, und bei 2 Patienten lag sowohl ein Vorder- als auch ein Hinterwandinfarkt vor.

Das aus 2 senkrecht aufeinander stehenden Thoraxfernaufnahmen im Liegen (Bauchlage) mit Ösophagus-Breischluck errechnete Herzvolumen (Klepzig u. Frisch 1965; Watzke u. Frisch 1972) wurde auf die Körperoberfläche von 1,73 m^2 normiert. Die Äquilibrium-Radionuklidventrikulographie wurde ebenfalls im Liegen, jedoch im Gegensatz zur Herzvolumenbestimmung, in Rückenlage ausgeführt. Nach In-vivo-Markierung der Erythrozyten (Pavel et al. 1977) wurden 740 MBq (= 20 mCi) 99-m-Technetium intravenös appliziert. Die Aufnahmen wurden, wie früher beschrieben (Hör et al. 1980; Klepzig Jr. et al. 1981), mit der modifizierten MUGA-Technik (Hör u. Sebening 1980) durchgeführt. Nach Korrektur der Szintigramme um die extrakardiale Aktivität (Background) errechnet sich die Auswurffraktion (AF) aus der enddiastolischen

Röntgenologische Herzvolumenbestimmung
Herausgegeben von M. Kaltenbach und H. Klepzig

(ED) und endsystolischen (ES) Impulsrate über dem linken Ventrikel (Strauss et al. 1971; Parker et al. 1972):

$$AF = \frac{\text{Impulsrate (ED)} - \text{Impulsrate (ES)}}{\text{Impulsrate (ED)}}.$$

Die maximale systolische Volumenänderungsgeschwindigkeit wurde als Tangente an der steilsten Stelle der systolischen Flanke der aus der vollautomatisch bestimmten „region of interest" (ROI) abgeleiteten Zeitaktivitätskurve definiert und auf das enddiastolische Volumen bezogen [–dV/(dt · EDV)]. Nach Vorgabe eines Maßstabs berechneten wir aus der enddiastolischen Fläche des in linksvorderer Schräge aufgenommenen linken Ventrikels unter Zugrundelegung eines Rotationsellipsoids das enddiastolische Volumen in Millilitern (Standke u. Hör 1982). Unter Berücksichtigung der Auswurffraktion wurde hieraus das endsystolische Volumen abgeleitet. Das Schlagvolumen ergab sich aus der Differenz zwischen dem enddiastolischen und endsystolischen Volumen und wurde wie die beiden Kammervolumina auf die Körperoberfläche von 1,73 m^2 normiert.

Zur statistischen Analyse wurden neben dem Mittelwert und der Standardabweichung die lineare Korrelationregressionsberechnung herangezogen.

Ergebnisse

Eine relativ gute Korrelation zeigte die Beziehung zwischen Herzvolumen und linksventrikulärer Auswurffraktion ($r = 0,70$, $p < 0,001$). Von 13 Patienten mit einem normalen Herzvolumen unter 800 ml/1,73 m^2 wiesen 9 eine normale Auswurffraktion in Ruhe auf (über 55%). Mit zunehmender Herzgröße war, wie die ideale Gerade zeigt, ein Rückgang der Auswurffraktion zu verzeichnen (Abb. 1).

Abbildung 2 zeigt den verhältnismäßig engen Zusammenhang zwischen enddiastolischem Kammervolumen und Herzvolumen: Mit zunehmender Herzgröße stieg auch das enddiastolische Volumen an, die Korrelation beträgt $r = 0,79$ ($p < 0,001$).

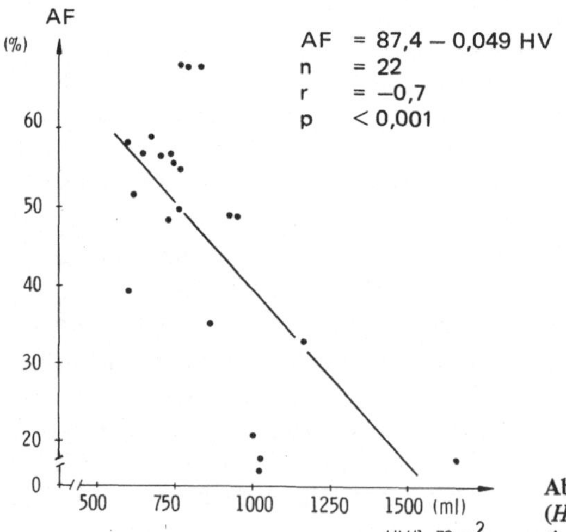

Abb. 1. Beziehung zwischen Herzvolumen (*HV*) und linksventrikulärer Auswurffraktion (*AF*)

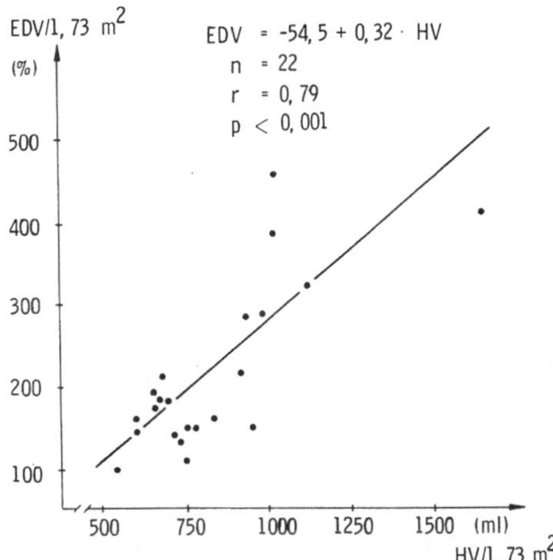

Abb. 2. Beziehung zwischen Herzvolumen (*HV*) und linksventrikulärem enddiastolischen Kammervolumen (*EDV*)

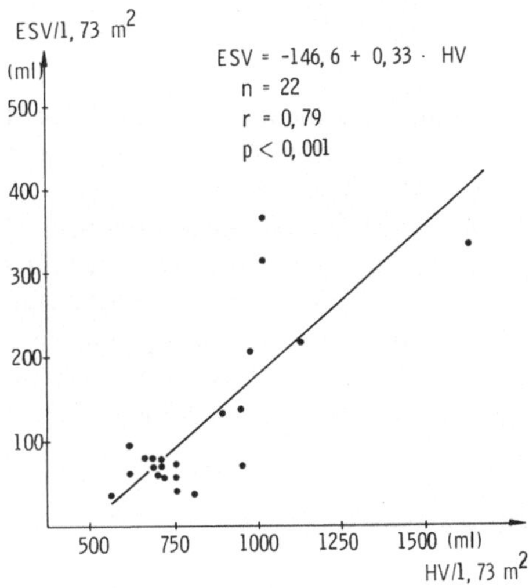

Abb. 3. Beziehung zwischen Herzvolumen (*HV*) und linksventrikulärem endsystolischen Kammervolumen (*ESV*)

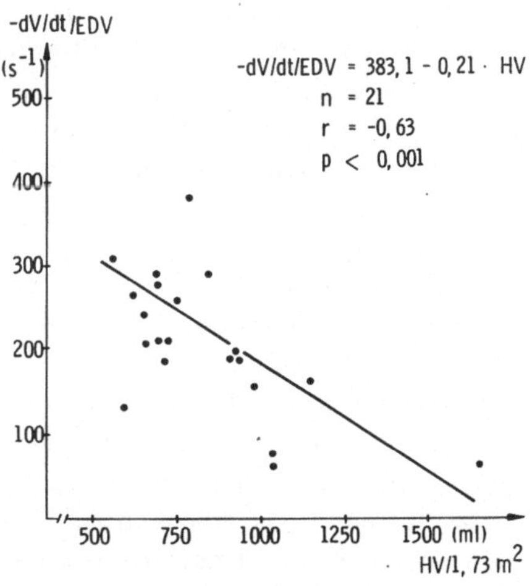

Abb. 4. Beziehung zwischen Herzvolumen (*HV*) und maximaler systolischer Volumenänderungsgeschwindigkeit ($-dV/dt$), bezogen auf das enddiastolische Volumen des linken Ventrikels (*EDV*)

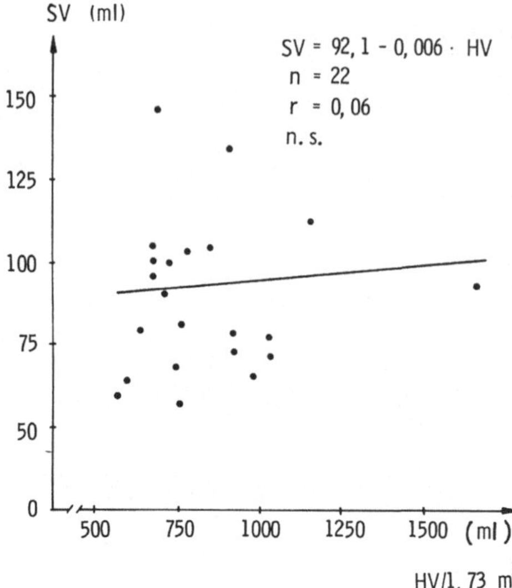

Abb. 5. Beziehung zwischen Herzvolumen (*HV*) und linksventrikulärem Schlagvolumen (*SV*)

In Abb. 3 ist die Beziehung zwischen dem endsystolischen Volumen und dem Herzvolumen dargestellt. Wie beim enddiastolischen Volumen errechnete sich eine relativ enge Korrelation ($r = 0{,}79$, $p < 0{,}001$).

Die maximale systolische Volumenänderungsgeschwindigkeit zeigte bei zunehmender Herzgröße einen deutlichen Rückgang (Abb. 4). Insgesamt ist die Streuung jedoch größer, die Korrelation mit $-0{,}63$ dementsprechend niedriger ($p < 0{,}01$).

Das linksventrikuläre Schlagvolumen war von der Herzgröße unabhängig (Abb. 5). Da keine Patienten mit akuter Myokardinsuffizienz in die Untersuchung aufgenommen worden waren, befanden sich alle Schlagvolumina im Normbereich (87 ± 24 ml/1,73 m^2).

Diskussion

Die Befunde lassen den Wert der Herzvolumenbestimmung zur Beurteilung der Schwere einer koronaren Herzkrankheit erkennen, obwohl das Volumen keinen spezifischen Parameter für die linksventrikuläre Funktion darstellt. Neben dem linken Ventrikel beeinflussen besonders die Größe des linken Vorhofs, aber auch die des rechten Herzens wesentlich die Herzgröße. Daher sind größere Abweichungen von den dargestellten Beziehungen zwischen Meßgrößen des linken Ventrikels und Herzvolumen insbesondere bei ausgeprägter Herzinsuffizienz zu erwarten. Große Myokardinfarkte oder ein Papillarmuskelsyndrom können neben einer Dilatation des linken Ventrikels zu einer u.U. erheblichen Vergrößerung der drei übrigen Herzhöhlen führen. Umgekehrt bewirkt nicht jeder Myokardinfarkt eine Herzvergrößerung (Shanoff et al. 1969), obwohl u.U. die linksventrikuläre Funktion deutlich beeinträchtigt sein kann. Von 13 Patienten unseres Untersuchungsguts hatten 3 auf dem Boden von Myokardinfarkten z.T. eine erhebliche Einschränkung der Auswurffraktion (in einem Fall bis auf 39%), obwohl das Herzvolumen im Normbereich lag. Ein weiterer Patient mit einer 90%igen Stenose im Bereich der rechten Kranzarterie wies, ohne daß ein Myokardinfarkt bekannt war, bei normal großem Herzen ebenfalls eine geringgradig erniedrigte Auswurffraktion auf (50%). Ein Innenschichtinfarkt, eine diffuse interstitielle Verschwielung oder auch eine latente Ruheischämie bei hochgradiger Koronarstenose können als Ursache für die beeinträchtigte Auswurffraktion in Frage kommen. In der Regel kann jedoch aus einem normalen Herzvolumen auf eine ausreichende linksventrikuläre Funktion geschlossen werden.

Auf die verhältnismäßig enge Beziehung zwischen dem enddiastolischen Volumen und dem Herzvolumen wiesen bereits Martin u. Kaltenbach (1974) aufgrund angiographischer Vergleichsuntersuchungen hin. Bei diesen Autoren findet sich darüber hinaus der Hinweis auf die Schwierigkeit, die durch das Trabekelwerk bei der Bestimmung des endsystolischen Volumens entsteht. Daher wurde in unserem Untersuchungsgut dieses Volumen aus dem enddiastolischen Volumen und der unabhängig davon aus der Zeitaktivitätskurve über dem linken Ventrikel ermittelten Auswurffraktion errechnet. Wie die dargestellten Ergebnisse zeigen, ergab sich auch bei uns ein relativ enger Zusammenhang zwischen dem Herzvolumen und den linksventrikulären Kammervolumina. Doch bildeten 3 Patienten eine deutliche Ausnahme.

Bei 2 von ihnen war das errechnete enddiastolische Volumen deutlich größer als zu erwarten. In beiden Fällen handelte es sich um ausgedehnte Vorderwandinfarkte, bei denen möglicherweise größere geometrische Abweichungen zwischen dem wirklichen Ventrikelcavum und dem der enddiastolischen Volumenberechnung zugrunde gelegten Ellipsoid bestanden. Bei beiden Fällen war auch das Septum interventriculare im Szintigramm erschwert abgrenzbar, wodurch sich eine Unsicherheit für die Berechnung der Kammervolumina ergab. Für die Berechnung der Auswurffraktion und damit auch des endsystolischen Volumens wird darüber hinaus bedeutsam, daß nur bei enddiastolischen Volumina unter 300 ml eine strenge Beziehung zwischen der Aktivität im linken Ventrikel und der mit dem Detektor gemessenen Zählrate besteht. Durch zu großen Abstand und zunehmende Absorption der Aktivität im Ventrikel selbst divergiert bei größeren Kammervolumina die tatsächlich im Ventrikel vorhandene Aktivität von der gemessenen immer mehr, so daß ab 500 ml die Radionuklidventrikulographie versagt (Strauss et al. 1980). In unserem Untersuchungsgut lag das enddiastolische Volumen lediglich bei 4 Patienten über 300 ml, das größte betrug 495 ml.

Bei dem Patienten war das enddiastolische Volumen mit 150 ml wesentlich kleiner, als dies dem auf 930 ml/1,73 m^2 vergrößerten Herzvolumen entsprach. Bei diesem Patienten lag ein diaphragmaler Hinterwandinfarkt vor, für den in mehr als 25% eine Mitbeteiligung des rechten Ventrikels angenommen wird (Laurie u. Woods 1963; Fehir 1980). Das vergrößerte Herzvolumen, in das außer dem linken Ventrikel auch die beiden Vorhöfe und der rechte Ventrikel eingehen, kann hierdurch entstanden sein. Hinzu kommt, daß die Bestimmung des linksventrikulären Kammervolumens bei diaphragmalen Hinterwandinfarkten aus den in linksvorderer Schräge aufgenommenen Szintigrammen weniger sicher ist (Deconinck et al. 1981); eine Bestimmung im rechtsvorderen Schrägdurchmesser mit der First-pass-Technik ergibt u.U. genauere Werte.

Die maximale systolische Volumenänderungsgeschwindigkeit, bezogen auf das enddiastolische Volumen, steht nur in lockerem Zusammenhang mit dem Herzvolumen. Zwar ist bei zunehmender Herzgröße ein deutlicher Rückgang zu verzeichnen, doch spielen auch andere Faktoren wie die Ausdehnung von myokardialen Narben und ischämiebedingten Dyskinesien, aber auch die Herzfrequenz eine wesentliche Rolle.

Ein Zusammenhang zwischen dem Herzvolumen und dem linksventrikulären Schlagvolumen in Ruhe war nicht ersichtlich. Bei keinem der untersuchten Patienten lag eine manifeste Herzinsuffizienz oder z.B. eine AV-Blockierung vor, so daß die Werte des Schlagvolumens unabhängig von der Herzgröße und dem diastolischen Volumen nur eine geringe Streuung aufwiesen und im Normbereich lagen.

Berücksichtigt man die Kosten der röntgenologischen Herzvolumenbestimmung und der szintigraphischen Untersuchung, so stellt die röntgenologische Herzvolumenbestimmung ein preiswertes Verfahren dar, das bei der koronaren Herzkrankheit eine quantitative Beurteilung erlaubt. Das Herzvolumen ist durch Miteinbeziehung aller Herzhöhlen und der Myokardmasse ein globaler Wert, der nicht für den linken Ventrikel spezifisch ist. Wichtige Informationen über die Funktionen des linken Ventrikels wie die globale oder regionale Auswurffraktion, Hypo- und Akinesien sowie intraventrikuläre Erregungsausbreitungsstörungen sind dagegen mit nuklearmedizinischen Verfahren erfaßbar. Das Herzvolumen stellt aber eine wichtige Kenngröße für den Gesamtzustand des Herzens dar, die besonders bei Kenntnis der krankheits- und patientenspezifischen Veränderungen von großem praktischen Wert ist.

Literatur

1. Adam WE, Geffers H, Sigel H, Bitter F, Kampmann H, Stauch M (1977) Evaluation of left ventricular function by radionuclide angiography. Herz 2:195–199
2. Adam WE, Bitter F, Geffers H, Stauch M, Sieger H, Luig H (1980) Analyse der Ventrikelfunktion. Therapiewoche 30:2765–2775
3. Deconinck F, Bossuyt A, Prihadi J et al. (1981) Contribution of radionuclide ventriculography for the assessment of regional wall motion abnormalities at rest. Comparison with contrast ventriculography. Non invasive methods in ischemic heart disease – Symposium Nancy:1
4. Fehir KM (1980) Right ventricular infarction. Johns Hopkins Med J 147/3:117–121
5. Hör G, Sebening H (1980) EKG-getriggerte Herzbinnenraumszintigraphie (gated cardiac blood pool scanning, Radionuklid-Cine-Ventrikulographie). In: Kaltenbach M, Roskamm H (Hrsg) Vom Belastungs-EKG zur Koronarangiographie. Springer, Berlin Heidelberg New York, S 93–100
6. Hör G, Maul FD (1982) Die Bedeutung der Szintigraphie für die Diagnostik der koronaren Herzkrankheit. Med Klin 77:478–483
7. Hör G, Kanemoto N, Standke R, Maul FD, Klepzig H Jr, Kober G, Kaltenbach M (1980) Transluminale Angioplastik: Erfolgskontrolle durch Verfahren der Nuklearmedizin nach nichtoperativer Dilatation kritischer Koronararterienstenosen. Herz 5:168–176
8. Klepzig H, Frisch P (1965) Roentgenologische Herzvolumenbestimmung. Thieme, Stuttgart
9. Klepzig H Jr, Scherer D, Kober G et al. (1981) Funktionsverbesserung nach transluminaler koronarer Angioplastik. Herz 6:252–258
10. Laurie W, Woods JD (1963) Infarction in the right ventricle of the heart. Acta Cardiol 18: 399–410
11. Martin KL, Kaltenbach M (1974) Durchführung und diagnostischer Wert der Herzvolumenbestimmung durch Herzfernaufnahmen im Liegen, illustriert am Vergleich mit angiographisch bestimmtem Ventrikelvolumen. Lebensversicherungsmed 26:106–111
12. Matzdorff F (1975) Herzinfarkt: Prävention und Rehabilitation. Urban & Schwarzenberg, München Berlin Wien
13. Parker JA, Secker-Walker R, Hill R, Siegel BA, Potchen EJ (1972) A new technique for the evaluation of ejection fraction. J Nucl Med 3:649–651
14. Pavel DG, Zimmer AM, Patterson VN (1977) In vivo labeling of red blood cells with Tc-99m: A new approach to blood pool visualisation. J Nucl Med 18:305–308
15. Shanoff HM, Alick Little J, Cisma A, Yano R (1969) Heart size and ten-year survival after uncomplicated myocardial infarction. Am Heart J 78:608–614

16. Standke R, Hör G (1981) Fully automatic sectorial radionuclide ventriculography. Informatek Newsl 4:63
17. Standke R, Hör G (im Druck) Bestimmung der Regurgitationsfraktion bei Klappeninsuffizienzen mittels Radionuklid-Ventrikulographie
18. Strauss HW, Zaret BE, Hurley PJ, Nataranjan TK, Pitt B (1971) A non-invasive scintiphotographic method for measuring left ventricular ejection fraction in man without cardiac catheterisation. Am J Cardiol 28:575
19. Strauss HW, McKusick KA, Bingham JB (1980) Cardiac nuclear imaging: Principles, instrumentation and pitfalls. Am J Cardiol 46:1109–1116
20. Watzke K, Frisch P (1972) Methoden der Herzvolumenbestimmung. Med Klin 67:1539–1543

Verhalten der Auswurffraktion in Ruhe und unter submaximaler Belastung bei Herzinfarktpatienten mit normalen, leicht und deutlich vergrößerten Herzvolumen

E. Grodzinski,* G. Blümchen, F. Kreutz, J.S. Borer und C.H. Rücker

Klinik Roderbirken der LVA Rheinprovinz, 5653 Leichlingen

Die hier berichteten Untersuchungsergebnisse wurden aus einem umfangreichen Untersuchungsprogramm entnommen, das sich mit der Frage der Einwirkung von körperlichem Training auf Herzinfarktpatienten befaßt. Es wurden 99 Patienten mit Hilfe der Radionuklidventrikulographie (RNVA) (Borer et al. 1979, 1980) in Ruhe und unter symptomlimitierender submaximaler Belastung untersucht (Grodzinski et al., 1982). Das Herzvolumen wurde nach der Methode von Musshoff et al. bestimmt. In dieser Arbeit wird über das Verhalten der RNVA bei normal großen (≤ 13 ml/kg), leicht vergrößerten (13,1–14 ml/kg) und deutlich vergrößerten Herzvolumina (> 14 ml/kg) berichtet.

Das Untersuchungsgut bestand aus 99 Herzinfarktpatienten mit einem Durchschnittsalter von 48 Jahren (33–62 Jahre). Das Herzinfarktereignis lag im Durchschnitt 6,5 Wochen (5–8 Wochen) zurück; 47 Patienten hatten Vorderwandinfarkte, 52 Hinterwandinfarkte durchgemacht. Die Auswurffraktion (EF) wurde folgendermaßen berechnet:

$$EF(\%) = \frac{EDV - ESV}{EDV} \cdot 100.$$

In Ruhe soll die Auswurffraktion mindestens 55% betragen. Bei Normalpersonen steigt sie bei submaximaler Belastung über 5% an (Borer et al., 1980), bei Koronarkranken dagegen nicht.

Die Ergebnisse sind in Abb. 1 wiedergegeben. Die Abbildung zeigt das Verhalten der Auswurffraktion (EF) in Ruhe und unter Belastungsbedingungen bei Vorderwandinfarkten (n = 47) und Hinterwandinfarkten (n = 52) für Herzvolumina, die weniger als 13 ml/kg, zwischen 13,1 und 14,0 ml/kg und mehr als 14,0 ml/kg betragen. Die Ruheauswurffraktionen liegen 6,5 Wochen nach Herzinfarkteintritt bei den 3 Herzvolumengruppen der Vorderwandinfarkte niedriger als bei den entsprechenden Gruppen der Hinterwandinfarkte. Alle Ruheauswurffraktionen liegen im pathologischen Bereich; 6,5 Wochen nach Herzinfarkt tritt in allen 3 Herzvolumengruppen – unabhängig von der Infarktlokalisation – kein Anstieg der Auswurffraktion bei Belastung auf. Auch bei den normal großen Herzvolumina steigt die Auswurffraktion im Durchschnitt

* Wesentliche Teile dieser Arbeit sind der Medizinischen Fakultät Freiburg als Promotionsarbeit vorgelegt worden

Röntgenologische Herzvolumenbestimmung
Herausgegeben von M. Kaltenbach und H. Klepzig

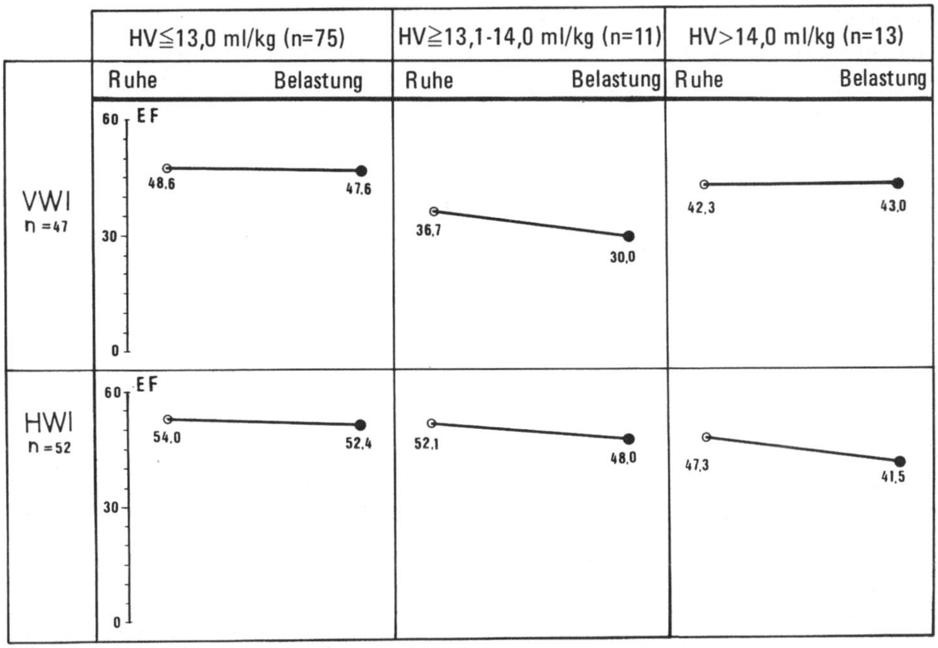

	HV≦13,0 ml/kg (n=75)		HV≧13,1-14,0 ml/kg (n=11)		HV>14,0 ml/kg (n=13)	
	Ruhe	Belastung	Ruhe	Belastung	Ruhe	Belastung
VWI n =47 (EF; 0–30–60)	48.6	47.6	36.7	30.0	42.3	43.0
HWI n =52 (EF; 0–30–60)	54.0	52.4	52.1	48.0	47.3	41.5

Abb. 1. Verhalten der Auswurffraktionen in Ruhe und unter submaximaler Belastung. Es sind 3 Gruppen dargestellt: normal großes, etwas vergrößertes und deutlich vergrößertes Herzvolumen. Der *obere Teil* der Abbildung zeigt das durchschnittliche Verhalten der Auswurffraktion (EF in %) bei 47 Vorderwandinfarkten (*VWI*), der *untere Teil* bei 52 Hinterwandinfarkten (*HWI*)

nicht an, weder bei den Vorderwand- noch bei den Hinterwandinfarkten. Bei den etwas vergrößerten Herzvolumina (13,1–14,0 ml/kg) fallen die Auswurffraktionen bei Belastung ab, besonders bei den Vorderwandinfarkten. Bei den deutlich vergrößerten Herzvolumina (> 14,0 ml/kg) fällt die Auswurffraktion bei Belastung bei den Hinterwandinfarkten deutlich ab, bei den Vorderwandinfarkten dagegen nicht.

Zusammenfassung

Bei 99 Herzinfarktpatienten (Durchschnittsalter 48 Jahre) wurde durchschnittlich 6,5 Wochen nach durchgemachtem Herzinfarkt eine Radionuklidventrikulographie in Ruhe und unter Belastung durchgeführt. Es wurde untersucht, ob sich bei verschieden großen Herzvolumina [normal groß (≦ 13,0 ml/kg), etwas vergrößert (13,1–14,0 ml/kg) und deutlich vergrößert (> 14 ml/kg)] die Auswurffraktion in Ruhe und unter Belastung unterschiedlich verhält. Bei allen Herzvolumengruppen liegen die Auswurffraktionen in Ruhe unterhalb von 55% und damit im pathologischen Bereich. Bei submaximaler Belastung tritt bei keiner Gruppe ein adäquater Anstieg der Auswurffraktion auf. Dies trifft auch für die normalen Herzvolumina zu. Bei normal großem Herzvolumen kann man 6,5 Wochen nach Herzinfarkt (unabhängig von der Lokalisation des Infarktes) also im Durchschnitt nicht davon ausgehen, daß die Funktion des linken Ventrikels normal ist. Dieses pathologische Verhalten der Auswurffraktion zeigt sich sowohl in Ruhe als auch – besonders – bei Belastung. Das Verhalten der Auswurffraktion bei symptomlimitierter submaximaler Belastung ist pathologisch, und zwar bei der Patientengruppe mit etwas vergrößerten Herzvolumina deutlicher als bei derjenigen mit normalen Herzvolumina. Bei den Hinterwandinfarkten setzt sich dieser Trend unter Belastung bei den deutlich vergrößerten Herzvolumina (> 14 ml/kg) fort, bei den Vorderwandinfarkten dagegen nicht. Eine Erklärung dieses aus der Reihe fallenden Verhaltens bei den Vorderwandinfarkten mit deutlich vergrößerten Herzvolumina kann nicht gegeben werden.

Literatur

1. Borer JS, Kent KM, Bacharach SL, Green MV, Rosing DR, Seides SF, Ebstein SE, Johnston GS (1979) Sensitivity, specificity an predictive accuracy of radionuclide cineangiography during exercise in patients with coronary artery disease. Cirulation 60:572–581
2. Borer JS. Rosing DR, Miller RH, Stark RM, Kent KM, Bacharach SL, Green MV, Lake CR, Cohen H, Holmes D, Donohue D, Baker W, Epstein SE (1980) Natural history of left ventricular function during 1 year after acute myocardial infarction: Comparison with clinical, electrocardiographic and biochemical determinations. Am J Cardiol 46–1
3. Grodzinski E (1982) Verhalten der Ejektionsfraktion in Ruhe und unter Belastung bestimmt durch die Radionuklidventrikulographie bei Herzinfarktpatienten nach 4wöchigem Training. Dissertation, Freiburg
4. Musshoff K, Reindell H (1969) Roentgendiagnostik des Herzens und der Gefäße. In: Diethelm L et al. (Hrsg) Handbuch der medizinischen Radiologie. Bd X. Springer, Berlin Heidelberg New York

Herzvolumenbestimmung in der prä- und postoperativen Beurteilung kongenitaler Vitien

T.S. Ong, J. Barmeyer und V. Wiebe

Kardiologische Abteilung der Medizinischen Universitätsklinik und Poliklinik, „Bergmannsheil Bochum", Hunscheidtstraße 1, 4630 Bochum

In der prä- und postoperativen Phase von angeborenen Vitien können durch die Herzgrößenbestimmung wichtige Informationen über die Schwere des Herzfehlers präoperativ und die Normalisierungstendenz der rechtskardialen Hypertrophie und Dilatation postoperativ gewonnen werden. Eine gewisse Einschränkung ihres Aussagewertes gegenüber linksherzbelastenden Erkrankungen erfährt die Herzvolumenbestimmung bei rechtsventrikulären Vitien allerdings dadurch, daß eine Dilatation des anterior liegenden rechten Herzens zunächst zu einer Rotation nach links mit Anhebung der rechtsventrikulären Ausflußbahn führt und beim Vorhofseptumdefekt z.B. durch die Verkleinerung des linken Vorhofs auch der Tiefendurchmesser trotz Erweiterung des rechten Ventrikels noch im normalen Bereich liegen kann. Somit können geringere Vergrößerungen des rechten Herzens eher unentdeckt bleiben, als das bei einer gleichartigen Vergrößerung des linken Herzens der Fall ist.

Im folgenden wird am volumen- und druckbelasteten rechten Herzen der Aussagewert der Herzgrößenbestimmung überprüft werden. Als exemplarisches Beispiel für eine rechtsventrikuläre Volumenbelastung dient der Vorhofseptumdefekt, für eine Druckbelastung der rechten Herzkammer die valvuläre Pulmonalstenose.

Volumenbelastung – präoperativ

Als Ursache für eine Vergrößerung des Herzens beim Vorhofseptumdefekt kommen 2 Faktoren in Frage:

1. die Shuntgröße,
2. der myokardiale Schädigungsgrad.

Zu 1. Beim herzmuskelgesunden Vorhofseptumdefekt besteht eine Vergrößerung von rechtem Vorhof und rechtem Ventrikel in endsystolischer und enddiastolischer Stellung. Die Auswurffraktion liegt im Normbereich. Einziger die rechtskardiale Vergrößerung bestimmender Faktor ist die Shuntgröße. Das Herzvolumen kann somit bei ungeschädigtem Herzmuskel als Reflex der Shuntgröße angesehen werden. Im Idealfall des ungeschädigten volumenbelasteten rechten Herzens muß daher eine enge mathematische Beziehung zwischen Herzgröße und Shuntvolumen bestehen. Der Herzvolumenbestimmung kommt in diesem Fall große Bedeutung bei der Indikationsstellung zum operativen Vorgehen zu.

Röntgenologische Herzvolumenbestimmung
Herausgegeben von M. Kaltenbach und H. Klepzig

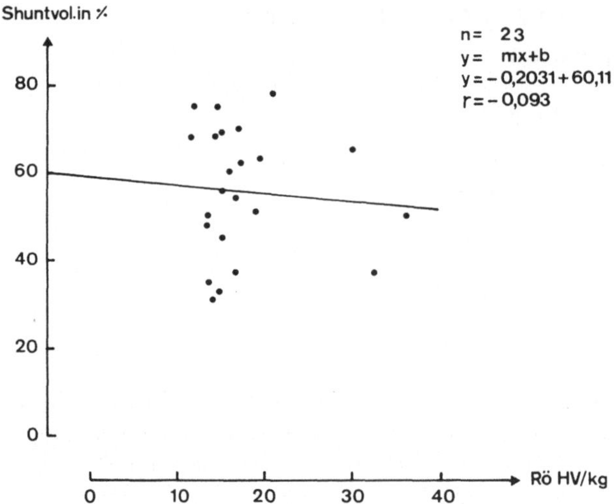

Abb. 1. Beziehung zwischen Herzgröße und Shuntvolumen beim Vorhofseptumdefekt

Zu 2. Kompliziert werden die Verhältnisse dann, wenn zusätzlich eine Schädigung der Muskulatur des rechten Herzens vorliegt. In diesem Fall wird die Herzgrößenbestimmung in ihrer Bedeutung für die Indikationsstellung zur Operation um so mehr eingeschränkt, je stärker die Vergrößerung des Herzens durch myokardiale Schädigung bedingt ist. Die invasive Shuntbestimmung ist bei solchen Mischformen unbedingt erforderlich, da das Ausmaß der Schädigung präoperativ schwer zu beurteilen ist. Der sicherste Parameter zur Abschätzung der Schädigung wäre die allerdings schwierig bestimmbare Auswurffraktion der rechten Kammer.

Als Fazit läßt sich feststellen, daß die Herzgrößenbestimmung *präoperativ* beim Vorhofseptumdefekt im Idealfall des ungeschädigten rechten Herzens wichtige Hinweise auf die Shuntgröße vermitteln kann, daß diese Information mit zunehmender Schädigung jedoch unsicherer wird. So findet sich denn auch bei einem eigenen Kollektiv von 23 Vorhofseptumdefekten keine gesicherte Korrelation zwischen relativem Herzvolumen (Herzvolumen/kg) und der Shuntgröße (Abb. 1).

Wenn man die Gründe für diese fehlende Beziehung analysiert, ergeben sich neben dem oben beschriebenen *myokardialen Schädigungsgrad* noch weitere Faktoren, wie *der Übergang der reinen Volumenbelastung in eine kombinierte Druck-Volumen-Belastung mit Shuntreduktion* (in etwa 10–15% der Fälle) sowie *technische Probleme bei der invasiven Shuntbestimmung durch ungleichmäßige Mischungsverhältnisse.*

Volumenbelastung – postoperativ

Die postoperative Entwicklung der Herzgröße gibt, vorausgesetzt, der Links-rechts-Shunt ist völlig beseitigt, nachträglich Aufschluß über das präoperative Vorliegen und das Ausmaß einer eventuellen myokardialen Schädigung. Bei präoperativ ungeschädigtem Herzmuskel kommt es sehr schnell zu einer Normalisierung des Herzvolumens (Abb. 2 und 3).

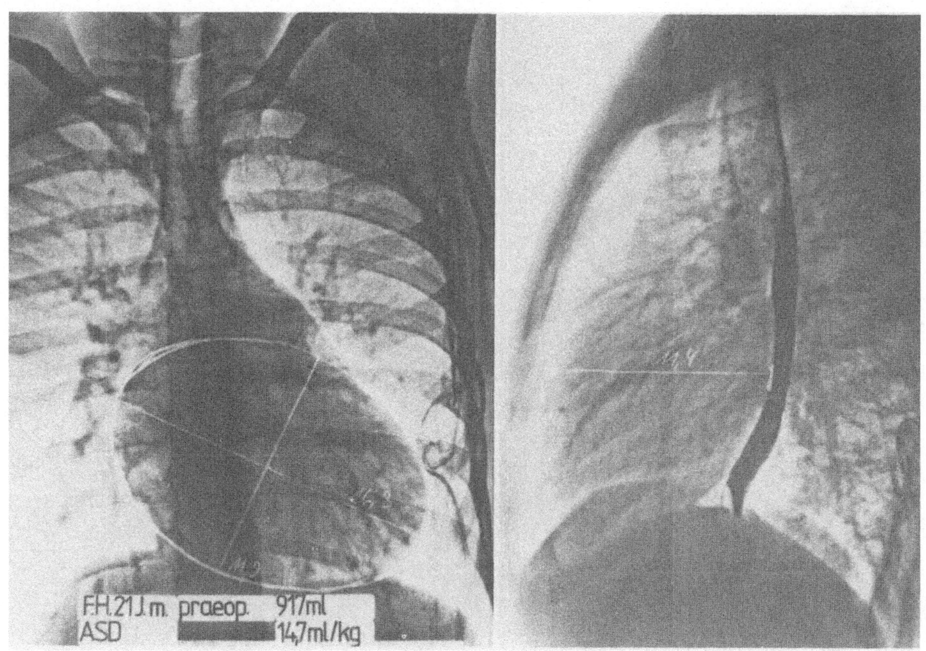

Abb. 2. Präoperatives Herzvolumen bei einem Patienten mit ASD

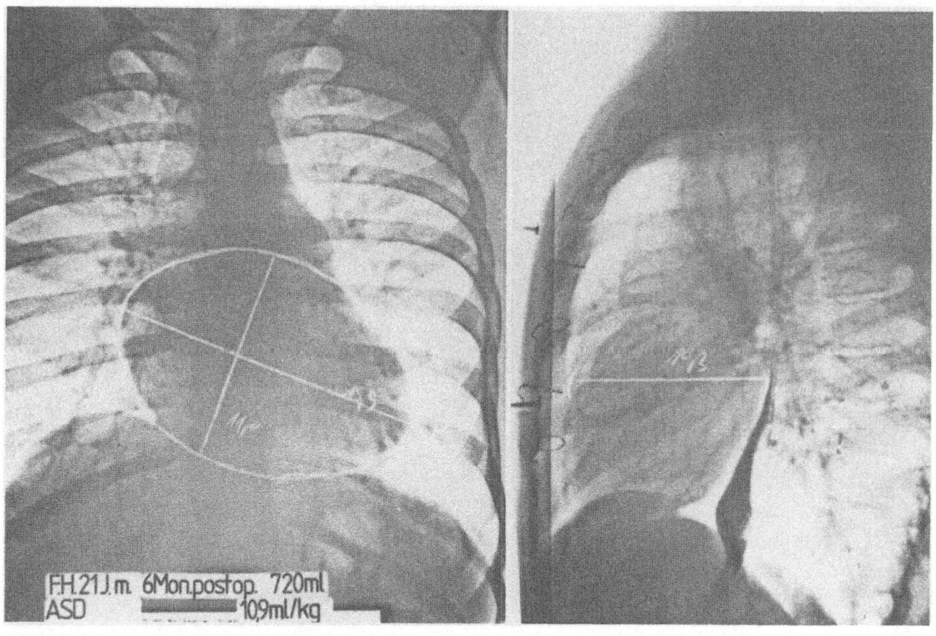

Abb. 3. Normalisierung der Herzgröße 6 Monate postoperativ. Gleicher Patient wie Abb. 2

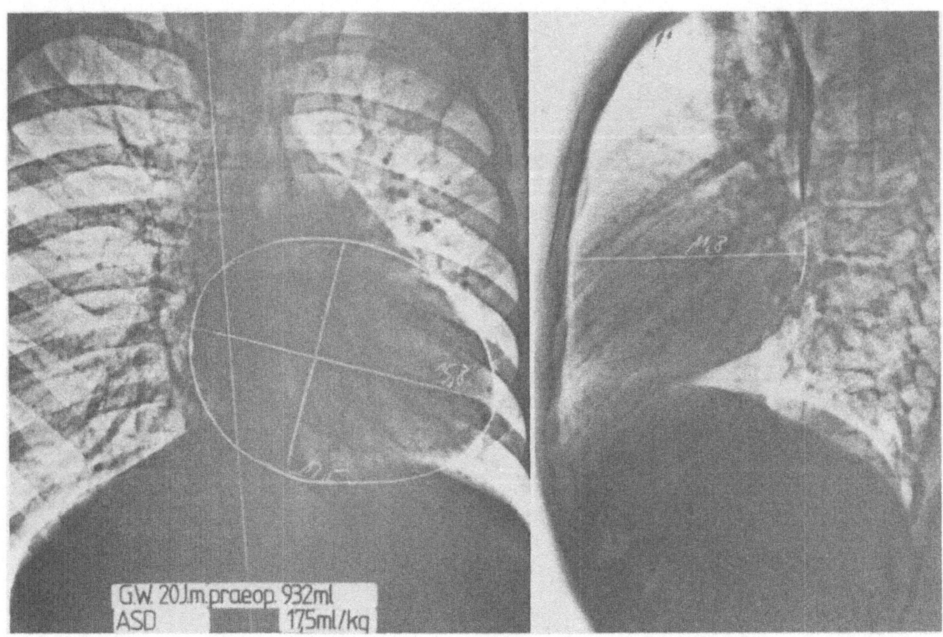

Abb. 4. Präoperatives Herzvolumen bei 20jährigem Patienten mit ASD

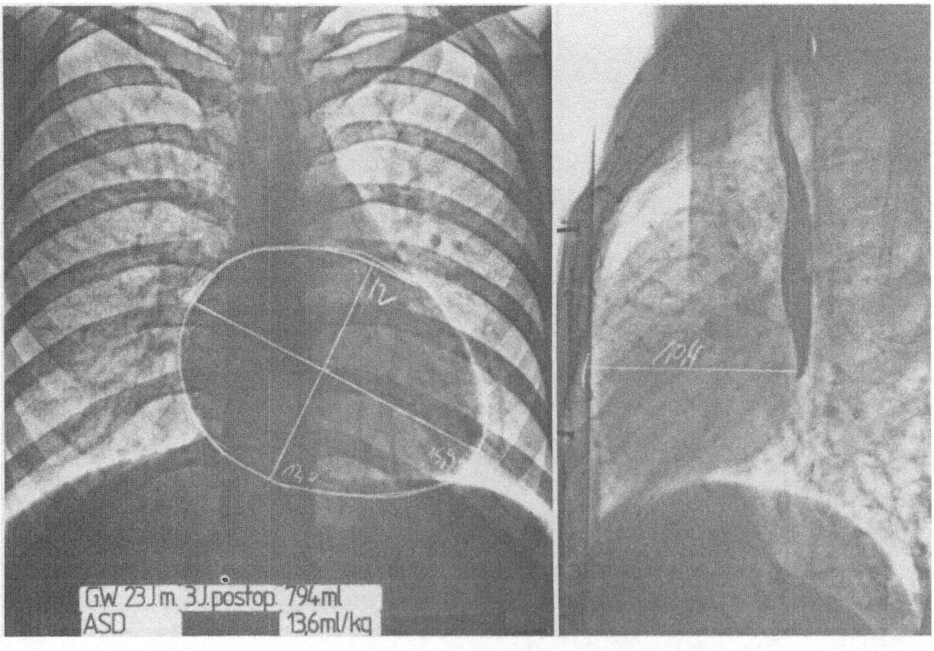

Abb. 5. Gleicher Patient wie Abb. 4. Die Herzgröße hat sich auch 3 Jahre postoperativ nicht normalisiert. Als Ursache ist ein myokardialer Restschaden wahrscheinlich

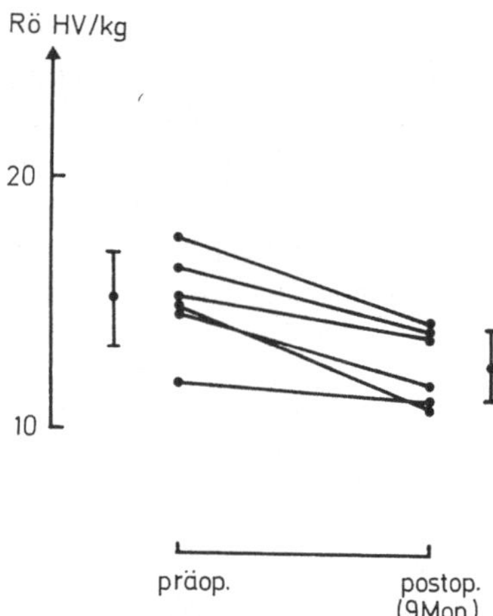

Abb. 6. Entwicklung der postoperativen Herzgröße bei 6 eigenen Patienten

Bleibt das Herz weiterhin vergrößert, so muß bei beseitigtem Shunt eine Rechtsschädigung mit daraus resultierender Gefügedilatation angenommen werden, die die Prognose des Patienten trübt.

In einer eigenen Beobachtung an 6 Patienten über 9 Monate normalisierte sich das Herzvolumen nur in 3 Fällen (Abb. 4 und 5).

Als therapeutische Konsequenzen für derartige Patienten mit weiterhin vergrößertem Herzen ergeben sich Beschränkungen der körperlichen Belastbarkeit und die Notwendigkeit zu regelmäßigen kardiologischen Kontrollen. Der postoperativen Herzvolumenbestimmung kommt somit wichtige prognostische Bedeutung für das weitere Schicksal des Patienten zu (Abb. 6).

Druckbelastung – präoperativ

Im Gegensatz zum volumenbelasteten rechten Herzen steht die Herzgröße des druckbelasteten rechten Herzens, z.B. bei der valvulären Pulmonalstenose, in einer engen Abhängigkeit vom Kontraktionszustand des belasteten Herzanteils (Reindell et al. 1967). Im Stadium der Kompensation weisen Pulmonalstenosen ein normal großes, eher verkleinertes Herzvolumen auf (konzentrische Hypertrophie). Liegt bei der valvulären Pulmonalstenose *präoperativ* eine Herzvergrößerung vor, so ist es zur Ausbildung einer Kontraktionsinsuffizienz der rechten Kammer gekommen. Ein erhöhtes operatives Risiko ist anzunehmen. Im Gegensatz zum volumenbelasteten Herzen ergeben sich beim druckbelasteten angeborenen Vitium aus der Herzvolumenbestimmung wichtige Hinweise auf den Funktionszustand des druckbelasteten Herzmuskelanteils.

Druckbelastung – postoperativ

Der Wert der *postoperativen* Herzvolumenbestimmung beim druckbelasteten angeborenen Vitium liegt in der Beurteilung des Verhaltens von präoperativ vergrößerten Herzen. Kommt es zur Normalisierung der Herzgröße, so kann zunächst ein weitgehender Rückgang der offensichtlich komplett oder partiell reversiblen präoperativen Kontraktionsstörung angenommen werden. Ob eine Restitutio ad integrum erreicht wurde, vermag die Herzgrößenbestimmung allein nicht zu klären. Normalisiert sich die postoperative Herzgröße jedoch nicht, so muß ein irreversibler Restschaden angenommen werden, der Behandlungskonsequenzen nach sich zieht. Auch hier kommt der Herzgrößenbestimmung ein gewisser prognostischer Wert zu.

Literatur

1. Reindell H, König M, Roskamm H (1967) Funktionsdiagnostik des gesunden und kranken Herzens. Beziehungen zwischen Herzgröße und Leistung. Thieme, Stuttgart

Herzvolumen in der Beurteilung erworbener Klappenfehler

H.-J. Becker

Medizinische Klinik I, Stadtkrankenhaus Hanau, Leimenstraße 20, 6450 Hanau 1

Die röntgenologische Bestimmung des Gesamtherzvolumens im Liegen gehört heute zum festen Bestandteil der präoperativen Diagnostik von Klappenfehlern. Wegen der relativ einfachen Durchführbarkeit kommt sie bereits in einer frühen Phase der Diagnostik zum Einsatz. Sie kann in vielen Fällen vor aufwendigeren Untersuchungsmaßnahmen die diagnostische Zielrichtung bestimmen. Nach Untersuchungen von Musshoff u. Reindell (1956 und 1957) liegt die Differenz wiederholter Volumenbestimmungen bei nur 5%. Somit besitzt diese Methode für klinische Belange eine ausreichende Genauigkeit und Reproduzierbarkeit.

Mitralklappenfehler

Bei der reinen Mitralstenose kommt es zur Vergrößerung des röntgenologischen Gesamtherzvolumens, auch wenn die Größe der linken und rechten Herzkammer normal ist, da der vergrößerte linke Vorhof in die Berechnungen mit eingeht (s. Abb. 1). Bei der Mitralklappeninsuffizienz wirkt sich sowohl die Vergrößerung der linken Kammer als auch des linken Vorhofs auf die Herzgröße aus.

Bei der diagnostischen Abklärung von Mitralklappenfehlern wird die röntgenologische Herzvolumenbestimmung in einer frühen Phase eingesetzt (Tabelle 1). Dabei hat sich das röntgenologische Gesamtherzvolumen als relativ zuverlässiger Parameter für den Schweregrad des Herzfehlers erwiesen. So fanden wir bei 34 Patienten mit

Tabelle 1. Diagnostik bei Mitralklappenfehlern

1. Schritt	Anamnese
	Körperlicher Befund
	EKG
	Röntgenthorax mit Darstellung des Retrokardialraums
	Röntgenologische Herzvolumenbestimmung
	Laboruntersuchung
2. Schritt	Phonokardiogramm
	Echokardiogramm
	Belastungs-EKG
3. Schritt	Herzkatheteruntersuchung
	und Angiographie

Röntgenologische Herzvolumenbestimmung
Herausgegeben von M. Kaltenbach und H. Klepzig

Tabelle 2. Mitralklappenfehler, Schweregrad und röntgenologisches Herzvolumen

Nr.	Name	Geschlecht	Alter [Jahre]	Diagnose	Stadium NYHA	Röntg. Herzvolumen [ml/1,73 m²] präop.	postop.	HV/KG [ml/kg] präop.	postop.
1.	Paw., M.	w	46	Mitralstenose	III	885	910	14,3	14,6
2.	Stre., J.	w	56	Komb. Mitralvitium	III	880	720	19	15,5
3.	Heu., A.	m	54	Komb. Mitralvitium	III	1450	1470	15,5	15,7
4.	Scha., A.	w	54	Mitralstenose	III	1100		20,7	
5.	Dur., St.	m	45	Komb. Mitralvitium	III–IV	1400	1260		
6.	Hei., H.	m	50	Mitralstenose	IV	1520	1130	20,2	15
7.	Dwo., A.	w	51	Mitralstenose	IV	1250	1030	16,3	14,2
8.	Nag., W.	m	50	Komb. Mitralvitium	III	1420	1200	18,2	16
9.	Ru., W.	m	48	Komb. Mitralvitium leichte Aortenins.	IV	1370	1360	18,2	18,1
10.	Do., P.	m	43	Mitralstenose geringgr. Aortenins.	III	1250		17,9	
11.	We., E.	w	51	Mitralstenose	III	1235		25,7	
12.	Ko., Cl.	m	60	Komb. Mitralvitium	I–II	920		10,7	
13.	Kr., O.	w	48	Komb. Mitralvitium	II–III	1050		13	
14.	Mau., A.	m	28	Mitralstenose	III–IV	830		16,6	
15.	Schl.,	w	69	Komb. Mitralvitium	III	1250		18,5	
16.	Tu., H.	m	67	Komb. Mitralvitium	III	840		18,2	
17.	Re., E.	w	53	Komb. Mitralvitium	III–IV	2000	1800	30,1	27
18.	Schw., E.	w	49	Komb. Mitralvitium	IV	2120	1595	45	31
19.	Woe., M.	w	59	Komb. Mitralvitium	IV	1500	1150	25	17,7
20.	Grü., E.	w	63	Komb. Mitralvitium	III	2080		33,4	
21.	Kra., H.	w	41	Mitralstenose leichtgr. Aortenins.	III	1400	1240	22,8	20,1
22.	Be., M.	w	62	Komb. Mitralvitium	III	1105		19,3	
23.	Brö., M.	w	55	Komb. Mitralvitium	III	1880	1580	28,9	24,3
24.	Ha., E.	w	66	Mitralstenose	IV	1870		30,6	
25.	Ho., M.	w	57	Mitralstenose	II	950		14,9	
26.	Ma., A.	w	72	Komb. Mitralvitium	III	1310		23,8	
27.	Gö., G.	w	58	Mitralstenose leichtgr. Aortenins.	III	1900	1600	29,7	25

28.	Fi., E.	w	56	Komb. Mitralvitium	II	970		15,8	
29.	Mi., L.	w	57	Komb. Mitralvitium	III	1180		17	
30.	Kre., A.	w	61	Komb. Mitralvitium	III	1410		20,3	
31.	Str., M.	w	72	Komb. Mitralvitium	III–IV	1410	920	27,2	19,2
32.	Aid., F.	m	66	Komb. Mitralvitium	II	1180		16,5	
33.	Wa., Gr.	w	69	Komb. Mitralvitium	III	1100		17,9	
34.	Sch., J.	w	61	Komb. Mitralvitium	III–IV	980		15,3	
						$\bar{x}$ 1320			

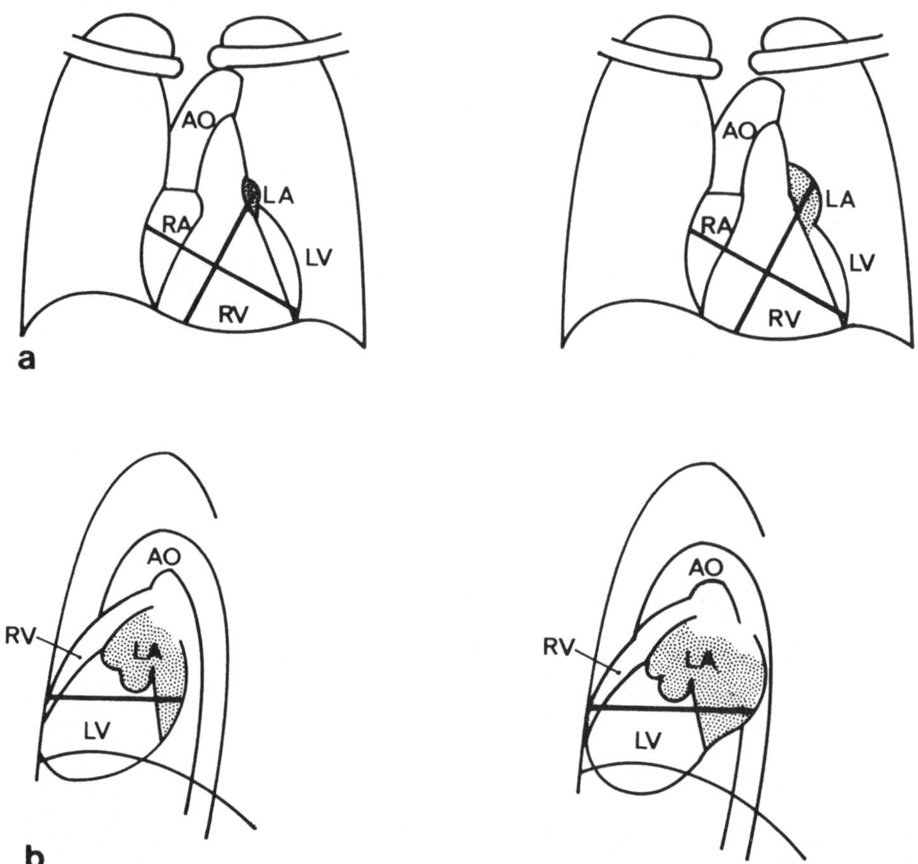

Abb. 1 a, b. Die Zeichnung verdeutlicht, daß ein vergrößerter linker Vorhof (*LA*) sowohl im sagittalen Strahlengang (**a**) als auch im seitlichen Strahlengang (**b**) erfaßt wird. *LV* linker Ventrikel, *RA* rechter Vorhof, *RV* rechter Ventrikel, *AO* Aorta. Linke Seite normales Herz, rechte Seite Mitralstenose mit vergrößertem linken Vorhof

einem Mitralklappenfehler im Stadium II–IV einen Wert von im Mittel 1320 ml/1,73 m^2 (Normalwert für Frauen 570 ± 120 und für Männer 620 ± 170 ml/1,73 m^2) (s. Tabelle 2). Am Beispiel einer Patientin mit einer schweren Mitralstenose im Stadium III NYHA soll die Bedeutung der röntgenologischen Herzvolumenbestimmung veranschaulicht werden (s. Tabelle 3). Die Röntgenuntersuchung des Herzens im Stehen in 2 Ebenen ergab mit Ausnahme einer geringen Einengung des Retrokardialraums durch einen vergrößerten linken Vorhof keinen sicher pathologischen Befund. Das im Liegen bestimmte Gesamtherzvolumen dieser Patientin lag mit 1230 ml/1,73 m^2 um 540 ml oberhalb der 2-Sigma-Grenze von gesunden Frauen, war also auf mehr als das Doppelte des mittleren Normwerts vergrößert. Aufgrund dieses Befundes bestanden bei dieser Patientin bereits in einer frühen Phase keine Zweifel an der hämodynamischen Bedeutsamkeit des Mitralklappenfehlers. Bei der Einschwemmkatheteruntersuchung fand sich eine schwere pulmonale Hypertonie, die auf der Röntgenaufnahme der Brustkorborgane im Stehen nicht zu vermuten gewesen war (Abb. 2 und 3).

Tabelle 3. Patient Nr. 1: We., weiblich, 50 Jahre

Diagnose: Mitralstenose
Beschwerden: Leistungseinschränkung, Stad. III NYHA
Befund: Absolute Arrhythmie, Mitralöffnungston und Diastolikum über der Herzspitze
EKG: Vorhofflimmern
Röntgenthorax: Herz von normaler Form und Größe, Retrokardialraum durch einen vergrößerten linken Vorhof gering eingeengt
Relatives Herzvolumen: 1230 ml/1,73 m² (normal 570 ± 120 ml/1,73 m²)
Echokardiogramm: Hochgradige Mitralstenose mit erheblicher Vergrößerung des linken Vorhofs
Rechtsherzkatheter: Stadium IV nach Roskamm und Reindell, PA-Druck 110/50, 75 mmHg, PC-Druck 28 mmHg, nach Belastung 42 mmHg
Beurteilung: Klare Operationsindikation

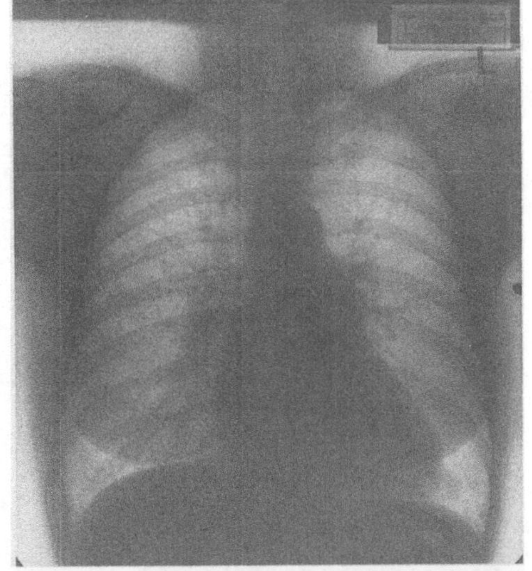

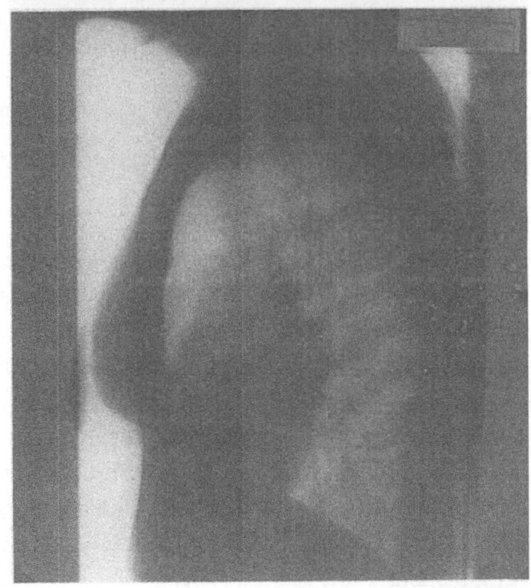

Abb. 2. Röntgenaufnahme des Herzens einer Patientin mit einem Mitralklappenfehler im Stehen

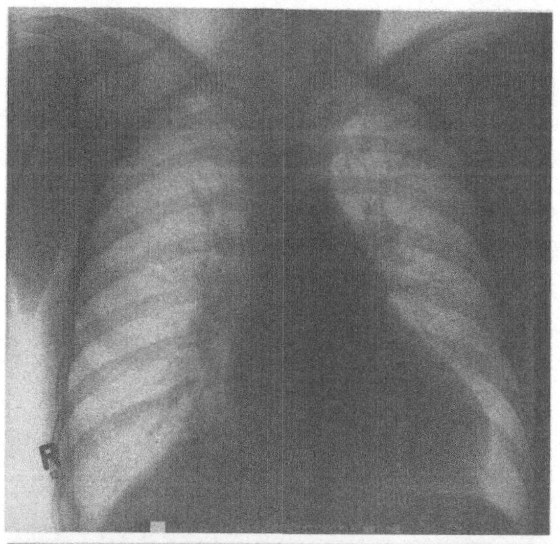

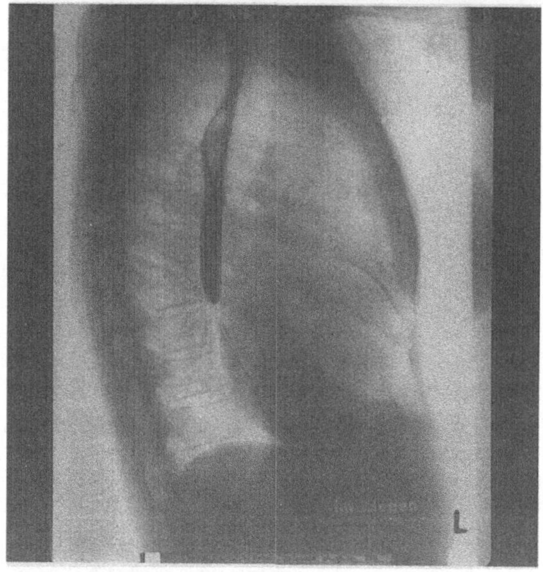

Abb. 3. Röntgenaufnahme der gleichen Patientin wie in Abb. 2 im Liegen. Auf diesen Aufnahmen kommt die Vergrößerung des linken Vorhofs viel deutlicher heraus als auf den Aufnahmen im Stehen

Im Fall Nr. 2 handelt es sich um einen 60jährigen Patienten mit einem Mitralvitium im Stadium I–II NYHA (Tabelle 4). In diesem Falle lag das im Liegen bestimmte röntgenologische Herzvolumen mit 920 ml/1,73 m^2 nur um 130 ml oberhalb des Normwerts, was einer Vergrößerung des normalen Mittelwertes um 50% entspricht. Bei der Einschwemmkatheteruntersuchung fanden sich leicht erhöhte Ruhedrücke, während unter Belastung ein hochpathologischer Druckanstieg registriert wurde. Wegen der guten Leistungsfähigkeit des Patienten und des nur leicht vergrößerten röntgenologischen Herzvolumens bestand keine Indikation zur operativen Therapie. Die Herzgröße hat sich in den letzten 3 Jahren nicht vergrößert. Auch ist eine subjektive Verschlechterung bislang nicht eingetreten.

Tabelle 4. Patient Nr. 2: Ko. Cl., männlich, 60 Jahre

Diagnose: Kombiniertes Mitralvitium
Beschwerden: Leistungseinschränkung, Stad. I–II NYHA
Befund: Sinusrhythmus, Präsystolikum, lauter 1. Herzton, Systolikum, Mitralöffnungston, Diastolikum
EKG: P sinistroatriale
Röntgenthorax: Leicht vergrößertes Herz, Einengung des Retrokardialraums durch einen vergrößerten linken Vorhof
Röntgenolog. Herzvolumen: 920 ml/1,73 m^2 (normal 620 ± 170 ml/1,73 m^2)
Belastungs-EKG: 140 W ohne Beschwerden, normales Frequenzverhalten
Echokardiogramm: Mittel- bis hochgradige Mitralstenose
Rechtsherzkatheter: Stadium II nach Roskamm und Reindell, PA-Druck 32/12, 18 mmHg, nach Belastung mit 70 W 80/30, 57 mmHg
Beurteilung: Zur Zeit keine Operationsindikation

Auch bei der Mitralinsuffizienz ist das Gesamtherzvolumen als zuverlässiger Zusatzbefund für die Beurteilung des Schweregrades heranzuziehen, da die Vergrößerung der linken Kammer durch die Gesamtherzvolumenbestimmung recht gut zu erfassen ist.

Aortenklappenfehler

Bei der reinen Aortenklappenstenose ist das Gesamtherzvolumen meistens normal oder geringfügig erhöht. Hier trägt diese Methode nicht wesentlich zur Beurteilung des Klappenfehlers bei. Allerdings ist zu berücksichtigen, daß ein abnorm großes röntgenologisches Herzvolumen bei einer Aortenklappenstenose daran denken läßt, daß ein anderer Klappenfehler, z.B. eine Mitralinsuffizienz, zusätzlich vorliegt (Tabelle 5). Bei der Aortenklappenstenose kommt es zu einer schweren Hypertrophie, wobei die Volumenzunahme der Muskulatur zu Lasten des Herzinnenraums geht. Aus diesen Gründen kann das Gesamtherzvolumen selbst bei schwersten Aortenstenosen normal bleiben.

Tabelle 5. Diagnostik bei Aortenklappenfehlern

1. Schritt:	Anamnese Körperlicher Befund EKG Röntgenthorax in 2 Ebenen mit Darstellung des Retrokardialraums Röntgenologische Herzvolumenbestimmung und Durchleuchtung auf Klappenkalk
2. Schritt:	Phonokardiogramm Karotispulskurve Belastungs-EKG Echokardiogramm
3. Schritt:	Herzkatheteruntersuchung und Angiographie

Bei der Aorteninsuffizienz und den kombinierten Klappenfehlern, mit denen wir es in der Klinik häufig zu tun haben, stellt die röntgenologische Herzvolumenbestimmung dagegen eine gute Methode dar.

Wir fanden bei 26 Patienten mit Aortenvitien einen mittleren Wert von 1270 ml/ 1,73 m^2 (Tabelle 6 und 7).

Da insbesondere bei Patienten mit einer reinen Aorteninsuffizienz die subjektiven Beschwerden im Hintergrund stehen, läßt sich anhand des röntgenologischen Gesamtherzvolumens ohne invasive Maßnahmen der Schweregrad des Klappenfehlers sehr gut beurteilen. Die Leistungsfähigkeit dieser Patienten bleibt erstaunlich lange erhalten, auch wenn eine massive Regurgitation besteht.

An 2 Beispielen sollen diese Aussagen näher erläutert werden: Bei einem 63jährigen Kollegen (Fall Nr. 3, Tabelle 8) wurde anläßlich eines Angina-pectoris-Anfalls nach einem Jogging-Training eine Aortenklappenstenose entdeckt. Der Patient hatte unter Alltagsbedingungen praktisch keine Beschwerden, das EKG war normal, das Gesamtherzvolumen nur gering vergrößert. Dennoch bestand eine schwerwiegende operationsbedürftige Aortenstenose.

Ein Pilot (Fall Nr. 4, Tabelle 9) machte 1971 eine Endocarditis lenta durch. Im Anschluß daran entwickelte sich eine Aortenklappeninsuffizienz. Das Gesamtherzvolumen war unmittelbar nach der akuten Endocarditis noch normal und stieg dann im Verlaufe von 2 Jahren auf 1290 ml/1,73 m^2 an. Eine subjektive Leistungseinschränkung lag zu diesem Zeitpunkt nicht vor. Jedoch entschlossen wir uns aufgrund der kontinuierlichen Herzgrößenzunahme zu einem Klappenersatz. Postoperativ hat sich das Herzvolumen vollständig normalisiert. Das gute Operationsergebnis ist jetzt 8 Jahre post operationem bestehen geblieben.

Es ist allerdings kritisch anzumerken, daß wir bei den meisten Patienten mit Herzvolumina über 1200 ml/1,73 m^2 auch bei gutem Operationsergebnis keine Normalisierung mehr beobachten konnten. Bis zu welchen Werten noch mit einer Normalisierung zu rechnen ist und wann diese nicht mehr eintritt, läßt sich nicht exakt beantworten, jedoch sollte bei einer Überschreitung des röntgenologischen Herzvolumens von 1100 bei Frauen und 1200 ml/1,73 m^2 bei Männern, die Indikation zur operativen Behandlung gestellt werden.

Diskussion

Die röntgenologische Herzvolumenbestimmung im Liegen hat sich bei Patienten mit Herzklappenfehlern seit vielen Jahren bewährt. Sie stellt in vielen Fällen eine zusätzliche Entscheidungshilfe für die Operationsindikation dar. Technischer und zeitlicher Aufwand sind gering. Die Fehlerbreite der Methode ist nach Untersuchungen von Musshoff und Reindell mit 5% gering. Postmortale Kontrollen mittels der Röntgen- und Wasserverdrängungsmethode, die von Kahlsdorf (1938) und Friedmann (1950) durchgeführt wurden, ergaben gleiche Ergebnisse. Vergleichsuntersuchungen an Herzmodellen von Strandquist (1934) erbrachten ebenfalls nur einen Unterschied von 5%.

Somit ist diese Methode mit der geringen Streubreite bei Doppel- und Mehrfachbestimmungen in dieser Form als relativ zuverlässig anzusehen.

Tabelle 6. Aortenklappenfehler; Schweregrad und röntgenologisches Herzvolumen

Nr.	Name	Geschlecht	Alter [Jahre]	Diagnose	Stadium NYHA	Röntg. Herzvolumen [ml/1,73 m²] präop.	postop.	HV/KG [ml/kg] präop.	postop.
1.	Ni., A.	w	65	Komb. Aortenvitium	III	1270		29,5	
2.	Sa., H.	w	34	Aorteninsuffizienz	III	1340		18,8	
3.	Hö., J.	m	67	Aortenstenose	III	970	1095	12,5	14,2
4.	St., R.	m	66	Komb. Aortenvitium und KHK	IV	1670		21	
5.	Do., J.	m	62	Komb. Aortenvitium	III	1820	1865	17,1	17,6
6.	No., O.	m	62	Aorteninsuffizienz	III	1520	1440	22,3	21,2
7.	Be., N.	m	43	Aortenstenose	III	1040	900	12	9,9
8.	M., E.	m	45	Komb. Aortenvitium	III	1330		18,4	
9.	Sty., H.	m	36	Komb. Aortenvitium	III	830		14,9	
10.	Ti., V.	m	35	Aorteninsuffizinez	I–II	1400		18,1	
11.	Ra., A.	m	59	Komb. Aortenvitium	IV	1580		20,2	
12.	Pl., H.	m	43	Aorteninsuffizienz	II–III	1260	740	17,3	10,1
13.	Ad., L.	m	42	Aorteninsuffizienz	III	1470		13,4	
14.	Hak, D.	m	65	Komb. Aortenvitium	IV	1700	1150	25	16,4
15.	Ko., E.	m	46	Aorteninsuffizienz	IV	1390	1100	17	12,9
16.	Ha., E.	m	31	Aortenstenose	I	980		12,1	
17.	Lei., A.	w	67	Aortenvitium	IV	1440		32,4	
18.	Bo., K.	m	38	Aorteninsuffizienz	II	1290	755	19	10,5
19.	St., M.	m	68	Aortenstenose	II	770		10,4	
20.	Ra., H.	m	61	Komb. Aortenvitium	III	960	765	14,5	11,6
21.	Kü., J.	m	62	Aortenvitium	III	1800		23,6	
22.	Stu., E.	m	61	Aortenstenose	II	800		9,2	
23.	Ba., M.	m	26	Aortenstenose	I	785		10,3	
24.	Mai., J.	w	61	Komb. Aortenvitium	III	1430	950	20	13
25.	Ste., H.-G.	m	51	Komb. Aortenvitium	II	1110		15,4	
26.	Schm., A.	w	52	Komb. Aortenvitium	II–III	1120			
						x 1270			

Tabelle 7. Kombinierte Aorten- und Mitralklappenfehler: Schweregrad und röntgenologisches Herzvolumen

Nr.	Name	Geschlecht	Alter [Jahre]	Stadium NYHA	Röntg. Herzvolumen [ml/1,73 m²] präop.	postop.	HV/KG [ml/kg] präop.	postop.
1.	Ko., K.	w	69	IV	1240		22,9	
2.	Pl., H.	m	65	IV	1540		21,3	
3.	Ri., M.	w	59	III	960		17,1	
4.	Hu., H.	m	53	IV	1795		27,2	
5.	He., D.	w	49	II–III	1290	1110	17,7	15,9
6.	Ke., E.	m	57	II	1110		12,7	
7.	Die., M.	w	60	III	1700		30,3	
8.	Rz., E.	w	63	IV	2370	2035	44	38
9.	We., G.	m	57	III	1080		15,2	
10.	Ver., P.	m	66	IV	2010		30,9	
11.	Sch., A.	w	53	IV	1400		19,3	
12.	He., M.	w	65	IV	1470		26,7	
					x 1497			

Tabelle 8. Patient Nr. 3: St. M., männlich, 63 Jahre

Diagnose: Aortenstenose
Beschwerden: Angina pectoris beim Jogging
Befund: 3/6-lautes Systolikum über der Aorta mit Fortleitung in die Karotiden
EKG: Leichte Linkshypertrophiezeichen, keine Endteilveränderungen
Röntgenthorax: Herz von normaler Form und Größe
Relatives Herzvolumen: 770 ml/1,73 m^2 (normal 620 ± 170 ml/m^2)
Karotispulskurve: Hahnenkammartige Deformierung und verlängerte halbe Gipfelzeit auf 0,07 s (normal bis 0,04 s)
Echokardiogramm: Starke Behinderung der Aortenklappenöffnung, erhebliche Hypertrophie des Septums und der posterioren Wand
Herzkatheter: Hochgradige Aortenstenose
Beurteilung: Trotz normalen Herzvolumens eindeutige Operationsindikation

Tabelle 9. Patient Nr. 4: Bo. K., männlich, 43 Jahre

Diagnose: Aorteninsuffizienz
Beschwerden: Starkes Klopfen am Hals bei Belastung, sonst keine Beschwerden
Befund: 3/6-lautes Diastolikum linksparasternal, Linksverbreiterung des Herzens, regelmäßige Herzaktion; RR 150/40 mmHg
EKG: Linkstyp, Sinusrhythmus, Linkshypertrophie, Sokolow-Index 5,8 mV
Röntgenthorax: Leichte Herzverbreiterung, insbesondere des linken Ventrikels, keine Lungenstauungszeichen
Relatives Herzvolumen: 1290 ml/1,73 m^2 (normal 620 ± 170 ml/1,73 m^2)
Röntgenologisches Herzvolumen unmittelbar nach der
Endokarditis: 880 ml/1,73 m^2
Beurteilung: In Anbetracht der kontinuierlichen Zunahme der Herzgröße wird trotz geringer Beschwerden die Indikation zum Klappenersatz gestellt.
Dieser erfolgte im Jahre 1973. Anschließend ist es zu einer allmählichen Normalisierung der röntgenologischen Herzgröße gekommen

Ein Problem bei der Anwendung ist, daß speziell in Neubauten der Röhrenabstand von 2 m wegen der geringen Zimmerhöhe nicht hergestellt werden kann. Die Differenzen des Vergrößerungsfaktors eines Röhrenabstands von 2 m beträgt 1,1 und bei einem Röhrenabstand von 1,6 m 1,14. Demnach sind diese Differenzen für das Endergebnis unwesentlich.

Wir führen die nach Klepzig und Frisch (1961) angegebene Methode der Herzvolumenbestimmung in Bauchlage durch und verwenden die Konstante 0,4 bei einem Röhrenabstand von 1,60 m.

Beispiel 1: $\frac{\text{Film-Fokus-Abstand}}{\text{Film-Objekt-Abstand}} \quad \frac{200\ \text{cm}}{180\ \text{cm}} = 1{,}1,$

Beispiel 2: $\frac{\text{Film-Fokus-Abstand}}{\text{Film-Objekt-Abstand}} \quad \frac{150\ \text{cm}}{130\ \text{cm}} = 1{,}15.$

So gut sich die Herzvolumenbestimmung bei der Beurteilung des Schweregrades von Mitralklappenfehlern und Aorteninsuffizienzen eignet, so schwierig ist eine Grenze zu setzen, bis zu der im Falle einer erfolgreichen Operation mit einer Normalisierung zu rechnen ist.

Wir haben bei unseren Patienten, die im Mittel ein Herzvolumen von 1360 ml/ 1,73 m^2 aufwiesen, nur in Ausnahmefällen eine Normalisierung nach der Operation feststellen können.

Im Fall unseres Patienten mit einer Aortenklappeninsuffizienz und einem Herzvolumen von 1290 ml/1,73 m^2 (Tabelle 9) war postoperativ eine Normalisierung eingetreten. Bei Werten darüber ist diese jedoch normalerweise nicht zu erwarten. Dies spricht dafür, daß die Herzmuskulatur durch die Klappenfehler oder durch rheumatische Erkrankungen bereits irreversibel geschädigt ist. Offensichtlich verhalten sich die erworbenen Herzfehler anders als die angeborenen, da nach Reindell (1973) die Dilatation durch eine Volumenüberbelastung einen physiologischen Anpassungsvorgang darstellt. Bei Beseitigung der krankhaften Volumenüberlastung kommt es bei den angeborenen Herzfehlern, wie z.B. dem Vorhofseptumdefekt, nicht selten zu einer kompletten Rückbildung. Wir haben allerdings auch gesehen, daß Patienten mit einem Vorhofseptumdefekt nach einem erfolgreichen Verschluß keine Normalisierung mehr erreichen.

Zusammenfassung

Die röntgenologische Herzvolumenbestimmung im Liegen ist eine einfache und zuverlässige Methode zur Erfassung des Schweregrades erworbener Klappenfehler mit Ausnahme der Aortenstenose. Sie sollte in einem relativ frühen Stadium des diagnostischen Vorgehens eingesetzt werden, da trotz normaler Röntgenübersichtsaufnahmen des Brustkorbs im Stehen bereits eindeutig pathologische Herzvergrößerungen erfaßt werden können.

Literatur

1. Friedmann CE (1950) The residual blood of the heart. Am Heart J 3:397
2. Kahlstorf A (1938) Möglichkeiten und Ergebnisse roentgenologischer Herzvolumenbestimmungen. Klin Wochenschr 17:223
3. Klepzig H, Frisch P (1961) Über die roentgenologische Herzvolumenbestimmung und ihre klinische Bedeutung. Siemens Reiniger Werke Nachs 15:1
4. Klepzig H, Frisch P (1964) Die praktische Bedeutung der roentgenologischen Herzvolumenbestimmung. Beitr Inn Med 391
5. Musshoff K, Reindell H (1956) Zur Roentgenuntersuchung des Herzens in vertikaler und horizontaler Körperstellung. I. Mitteilung: Der Einfluß der Körperstellung auf das Herzvolumen. Dtsch Med Wochenschr 81:1001
6. Musshoff K, Reindell H (1957) Zur Roentgenuntersuchung des Herzens in vertikaler und horizontaler Körperstellung. II. Mitteilung: Der Einfluß der Körperstellung auf die Herzform. Dtsch Med Wochenschr 82:1075
7. Musshoff K, Reindell H (1977) Zur Roentgendiagnostik des Herzens. In: Reindell H, Roskamm H (Hrsg) Herzkrankheiten. Springer, Berlin Heidelberg New York, S 225
8. Reindell H (1973) Die Bedeutung von Roentgenologie und Ruhe-EKG für die Funktionsdiagn. des Herzens. In: Roskamm H, Reindell H (Hrsg) Das chronisch kranke Herz. Schattauer, Stuttgart New York, S 257
9. Strandquist M (1934) The relation between the heart volume and stroke volume under physiological and pathological conditions. Acta Radiol 15:237

Prä- und postoperative Herzvolumenbestimmung bei Mitral- und Aortenvitien

B. Kunkel, M. Weigert, M. Schneider, W. Schneider, H. Klepzig, P. Satter und M. Kaltenbach

Zentrum für innere Medizin, Abteilung für Kardiologie, Klinikum der Johann Wolfgang Goethe-Universität, Theodor-Stern-Kai 7, 6000 Frankfurt 70

Für zahlreiche angiographische und hämodynamische Parameter wurde eine prognostische Bedeutung bei verschiedenen Vitien nachgewiesen. Für die alltägliche Beurteilung sind dabei nichtinvasive, einfache, wiederholbare Untersuchungsmethoden von besonderer Wichtigkeit. In der folgenden Studie wurde die Bedeutung des Herzvolumens für die prä- und postoperative Beurteilung von Klappenvitien untersucht.

Patienten und Methode

Insgesamt wurden 182 Patienten in die Untersuchung aufgenommen (Tabelle 1). Aus ambulanten und stationären Krankenunterlagen wurden die Herzvolumenwerte sowie angiographische und hämodynamische Parameter entnommen. Bei 18 Patienten mit Aortenvitien wurden präoperative linksventrikuläre Myokardbiopsien durchgeführt und morphologische und angiographische Daten verglichen.

Ergebnisse

Herzgröße und Auswurfrate bei Aorten- und Mitralvitien

Die Beziehung zwischen Herzgröße und linksventrikulärer Funktion ist in Abb. 1 a–c dargestellt. Sowohl bei Aortenstenosen als auch bei Aorteninsuffizienzen nimmt die

Tabelle 1. Aufschlüsselung der prä- und postoperativ untersuchten Patienten nach der Art des Eingriffs

	n
Mitralkommissurotomie	30
Klappenersatz bei	
– Mitralstenose	55
– Kombiniertes Mitralvitium (Insuffizienz überwiegend)	21
– Aortenstenose	43
– Aorteninsuffizienz	15
Myokardbiopsie bei Aortenvitien	18
Gesamt	182

Röntgenologische Herzvolumenbestimmung
Herausgegeben von M. Kaltenbach und H. Klepzig

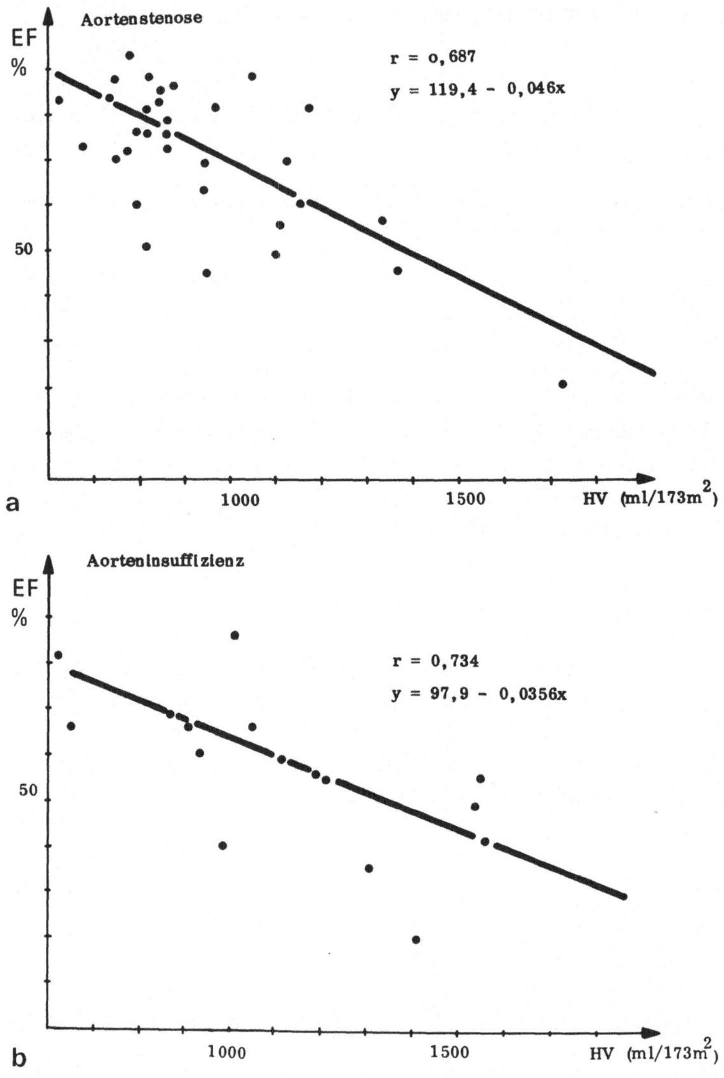

Abb. 1 a–c. Beziehungen zwischen Herzvolumen (*HV*) und Auswurffraktion (*EF*) bei **a** Aortenstenose (n = 32), **b** Aorteninsuffizienz (n = 16) und **c** Mitralvitien (n = 41)

Auswurffraktion des linken Ventrikels mit zunehmender Herzgröße signifikant ab. Der Korrelationskoeffizient beträgt 0,68 für Aortenstenosen und 0,73 für Aorteninsuffizienzen. Der Befund einer starken Vergrößerung des Herzvolumens beinhaltet bei Aortenvitien somit eine verminderte Funktionsfähigkeit des linken Ventrikels. Abweichend hiervon besteht bei Mitralvitien keine Korrelation zwischen der Größe des Herzvolumens und der Auswurfrate des linken Ventrikels. Die Gesamtherzgröße wird hier vorwiegend durch die Dimensionen des linken Vorhofs sowie auch des rechten Ventrikels bestimmt.

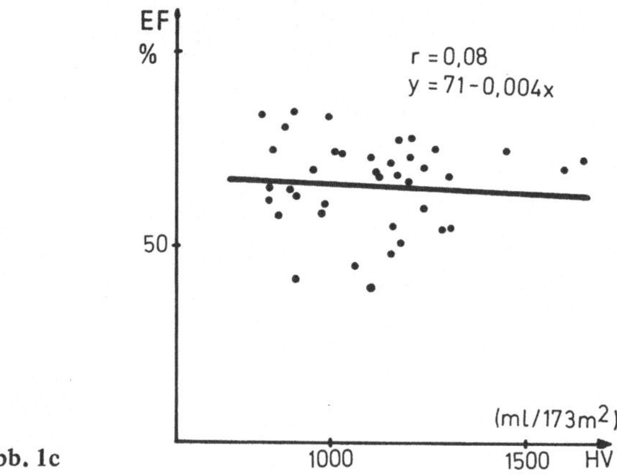

Abb. 1c

Rückbildungsfähigkeit der Herzgröße nach Herzoperationen (Tabelle 2)

Patienten mit Mitralkommissurotomie (n = 30) zeigten im Mittel ein präoperatives Herzvolumen von 1022 ± 314 ml/1,73 m^2. Es verkleinerte sich postoperativ signifikant um 113 ml auf 909 ± 262 ml/1,73 m^2. Im einzelnen wurde bei 25 Patienten eine Reduzierung des Herzvolumens beobachtet, in einem Fall war die Größe unverändert und bei 4 Patienten wurde eine Größenzunahme beobachtet.

Bei 55 Patienten mit Klappenersatz bei reiner bzw. weit überwiegender Mitralstenose betrug das präoperative Herzvolumen 1152 ± 297 ml/1,73 m^2 und verringerte sich postoperativ auf 1011 ± 305 ml/1,73 m^2. Die Größenabnahme ist signifikant. Sie wurde in 44 Fällen beobachtet, während 4mal eine weitere Größenzunahme erfolgte und 7mal keine Änderung eintrat.

Bei kombinierten Mitralvitien (n = 21) lag das präoperative Herzvolumen bei 1259 ± 501 ml/1,73 m^2. Es verringerte sich nach Klappenersatzoperation auf 1131 ± 312 ml/1,73 m^2. Bei 4 dieser Patienten wurde eine leichte postoperative Zunahme registriert, während in allen anderen Fällen eine Größenabnahme eintrat. Die Herzgrößenänderungen lagen zwischen 88 und 216 ml im Mittel. Sie zeigten sich weitgehend unabhängig vom Ausgangsvolumen und waren lediglich bei massiver Kardiomegalie geringgradig deutlicher ausgeprägt.

Von 43 Patienten mit Aortenstenosen zeigten nur 3 ein normales Herzvolumen, während in 40 Fällen unterschiedlich starke Vergrößerungen des Herzens registriert wurden. Überwiegend handelte es sich jedoch um leichtere Vergrößerungen des Herzvolumens. Nach Klappenersatz verkleinerte sich das Herzvolumen von 1028 ± 276 ml im Mittel auf 861 ± 136 ml/1,73 m^2. In 6 Fällen wurde eine Größenzunahme registriert, 3 Patienten zeigten eine unveränderte Herzgröße, während 34mal eine Verkleinerung des Herzvolumens beobachtet wurde.

Unter 13 Patienten mit reiner Aorteninsuffizienz wurde in keinem Fall ein normales Herzvolumen beobachtet. Die mittlere Herzgröße betrug 1353 ml/1,73 m^2 und verringerte sich postoperativ auf 1031 ml/1,73 m^2. Bei je einem Patienten blieb das Herzvolumen unverändert bzw. vergrößerte sich geringgradig, während in 11 Fällen eine postoperative Größenabnahme eintrat.

Tabelle 2. Herzvolumenänderungen in Abhängigkeit von der Ausgangsherzgröße

Herzvolumen ($ml/1{,}73\ m^2$)	Patienten [n]	Herzvolumen präoperativ	postoperativ	ΔHV
Mitralkommissurotomie				
700– 900	14	790 ± 119	786 ± 225	4
910–1100	6	1008 ± 69	896 ± 171	144
1110–1300	7	1200 ± 41	1020 ± 129	180
> 1300	3	1723 ± 298	1345 ± 288	378
Mitralklappenersatz bei Mitralstenose				
700– 900	15	841 ± 55	753 ± 104	88
910–1100	11	1022 ± 56	878 ± 178	144
1110–1300	19	1220 ± 57	1078 ± 127	142
> 1300	10	1633 ± 256	1417 ± 388	216
Komb. Mitralvitien				
700– 900	2	876 ± 48	737 ± 140	139
910–1100	5	1019 ± 62	1001 ± 144	18
1110–1300	8	1196 ± 55	1042 ± 152	154
> 1300	6	1878 ± 439	1489 ± 302	389
Aortenklappenersatz Aortenstenose				
700– 900	18	837 ± 63	762 ± 120	75
910–1100	15	969 ± 51	884 ± 143	85
1110–1300	3	1198 ± 42	864 ± 102	334
> 1300	7	1576 ± 190	1069 ± 265	507
Aorteninsuffizienz				
700– 900	0	–	–	–
910–1100	6	1080 ± 156	919 ± 200	133
1110–1300	1	1224	1024	200
> 1300	6	1625 ± 141	1080 ± 156	545

Tabelle 3. Herzvolumenänderungen nach Klappenoperationen

	Patienten	Herzvolumen [$ml/1{,}73\ m^2$] präoperativ	postoperativ	ΔHV
Mitralkommissurotomie	30	1022 ± 314	909 ± 262	113
Klappenersatz bei				
– Mitralstenose	55	1152 ± 297	1011 ± 305	141
– Komb. Mitralvitium	21	1259 ± 501	1131 ± 312	128
– Aortenstenose	43	1028 ± 276	861 ± 136	167
– Aorteninsuffizienz	13	1353 ± 304	1013 ± 191	340

Bei beiden Vitien wurden die eindrucksvollsten Veränderungen bei vorbestehendem stark vergrößertem Herzvolumen registriert (Tabelle 3). Andererseits wurde bei keinem Patienten mit einem Herzvolumen > 1100 $ml/1{,}73\ m^2$ postoperativ eine Normalisierung erreicht. In allen diesen Fällen persistierte postoperativ eine Herzvergrößerung.

Myokardstruktur und Funktion bei Aortenvitien

Bei 18 Patienten mit Aortenvitien wurden linksventrikuläre Myokardibiopsien durchgeführt und licht- und elektronenmikroskopisch untersucht (Tabelle 4). Das Myokard ist stark hypertrophiert, und die Herzmuskelzellen zeigen bei fortgeschrittener Hypertrophie degenerative Veränderungen, wobei elektronenoptisch insbesondere eine Verminderung der kontraktilen Elemente ins Auge fällt. Häufig zeigt das subendokardiale Myokard eine diffuse interstitielle Fibrose. Die quantitative Analyse macht deutlich, daß mit Verschlechterung der Ventrikelfunktion eine Zunahme der Myokardhypertrophie zu beobachten ist. Mit Vergrößerung des enddiastolischen Volumens steigt der mittlere Durchmesser der Herzmuskelzellen signifikant an (Abb. 2).

Die Bedeutung der morphologischen Parameter für den postoperativen Verlauf ist in Abb. 3 zu erkennen. Bei perioperativ verstorbenen Patienten ist die Myokardhypertrophie am stärksten ausgeprägt. Je größer das Ausmaß der bioptisch faßbaren Hypertrophie, desto größer bleibt auch das postoperative Herzvolumen.

Tabelle 4. Histologische bioptische Befunde bei 18 Patienten mit Aortenvitien

	(n = 18) n	%
Myokardhypertrophie	18	100
Degenerative Veränderungen der Herzmuskelzellen	12	67
Irreguläre Muskelzellanordnung, Verwirbelung	3	17
Interstitielle Fibrose	18	100
Endokardfibrose	9	50
Proliferation glatter Muskelzellen	4	22
Entzündliche Infiltrate	0	0
Vermehrung interstitieller Zellen	2	11
Normales Myokard	0	0

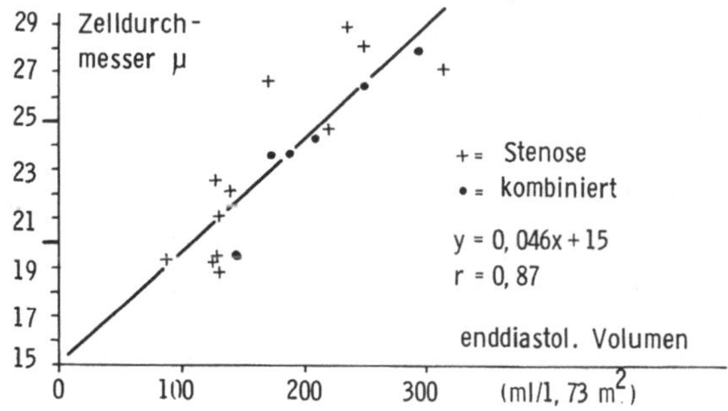

Abb. 2. Zelldurchmesser und enddiastolisches Volumen bei Aortenvitien

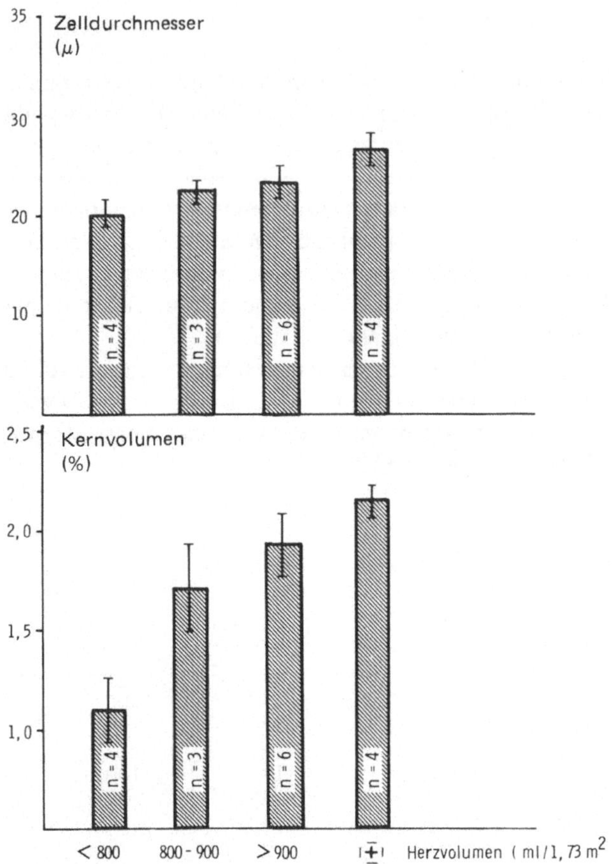

Abb. 3. Myokardhypertrophie und postoperatives Herzvolumen. Patienten mit Normalisierung der Herzgröße nach Aortenklappenersatz zeigen leichtere Hypertrophiegrade, gemessen am Zelldurchmesser und dem Anteil des Kernvolumens an der Gesamtzelle. Bei vorbestehender schwerer Myokardhypertrophie kann nicht mit einer Normalisierung der Herzgröße gerechnet werden

Diskussion

Nach Herzklappenoperationen und Beseitigung der hämodynamischen Belastung tritt in der Regel eine Verkleinerung des Herzens ein. Als nichtinvasive Methoden zur Beurteilung der Größenänderung können Echokardiographie, nuklearmedizinische Methoden sowie die Herzvolumenbestimmung herangezogen werden.

Nach Mitralkommissurotomie und Mitralklappenersatz wird eine Volumenverkleinerung des Herzens in 80% beobachtet. Sie ist zahlenmäßig mit 80–200 ml relativ gering. Die Größenabnahme ist weitgehend auf eine Verkleinerung des hämodynamisch entlasteten linken Vorhofs und rechten Ventrikels zurückzuführen. Dies konnte auch durch echokardiographische Untersuchungen belegt werden [3]. Es bleibt jedoch auch weiter eine erhebliche Vergrößerung des linken Vorhofs bestehen [3]. Aufgrund des nur schwachen Muskelanteils der Vorhöfe kann nur mit einer geringen und unvollständigen

Rückbildung gerechnet werden. Aus diesem Grund kommt es auch nur selten zu einem bleibenden, stabilen Sinusrhythmus. Die Dimensionen des linken Ventrikels ändern sich postoperativ bei Mitralstenose nicht [3].

Bei kombinierten Mitralvitien mit starkem Insuffizienzanteil entsprach die postoperative Größenänderung weitgehend derjenigen bei reiner Mitralstenose. Nach echokardiographischen Messungen wurde bei Mitralinsuffizienz eine Verkleinerung des enddiastolischen Ventrikeldurchmessers um ca. 10 mm innerhalb eines Monats gefunden [3]. Der Anteil der postoperativen Verkleinerung des volumenbelasteten linken Ventrikels am Gesamtherzvolumen ist jedoch offenbar relativ gering. Das Gesamtherzvolumen ist überwiegend durch die Dimensionen des linken Vorhofs bestimmt. Lediglich bei sehr starker Kardiomegalie macht der linke Ventrikel einen größeren Teil des Herzvolumens aus, so daß postoperativ bedeutsame Verkleinerungen registriert werden.

Die Größenänderungen des Herzvolumens nach Operation an der Mitralklappe sind insgesamt relativ gering, ließen sich in dieser Studie jedoch abweichend von anderen Autoren [9] nahezu regelmäßig nachweisen. Bei Patienten mit Aortenstenose und Aorteninsuffizienz wurde von zahlreichen Autoren postoperativ eine Verkleinerung des enddiastolischen Ventrikeldurchmessers sowie des enddiastolischen Volumens beobachtet [1, 2, 3, 4, 5, 6, 8]. Ebenso werden signifikante Verkleinerungen des Herz-Thorax-Quotienten bei beiden Vitien beschrieben [6]. Entsprechend diesen Befunden wurde bei beiden Vitien eine postoperative Verkleinerung des Herzvolumens beobachtet. Bei Aortenstenosen mit nur leichter Herzvergrößerung ist die Größenänderung dabei naturgemäß nur gering, während stark vergrößerte Herzvolumina postoperativ eine erhebliche Rückbildungsfähigkeit zeigen. Insbesondere bei Aorteninsuffizienz konnten sehr ausgeprägte Verkleinerungen des Herzvolumens beobachtet werden. Entsprechend wurden bei diesem Vitium drastische Verkleinerungen des enddiastolischen Volumens bis nahezu zur Normalisierung auch bei stark vergrößertem Ausgangsvolumen beschrieben [1, 8]. Das Problem, bis zu welchem Zeitpunkt noch mit einer Normalisierung der Herzgröße zu rechnen ist, und somit die Wahl des optimalen Zeitpunktes einer Operation, ist besonders bei Aorteninsuffizienz jedoch weiterhin Diskussionsgegenstand.

Bei Aortenstenosen ist eine wesentliche Vergrößerung des Herzvolumens Ausdruck einer Gefügedilatation bei fortgeschrittenem Vitium. Der optimale Operationszeitpunkt ist in diesen Fällen überschritten. Eine Normalisierung der Herzgröße wird in derartigen Fällen nach Klappenersatz in der Regel nicht mehr erreicht. Die postoperativ gemessenen enddiastolischen Ventrikeldurchmesser sind trotz erheblicher Rückbildung größer als bei präoperativ normaler Ventrikeldimension [6].

Bei Aorteninsuffizienz wurde ebenfalls eine Beziehung der postoperativen Ventrikeldurchmesser zum präoperativen Ausgangswert beschrieben [6]. Bei stark vergrößertem Ventrikeldurchmesser und eingeschränkter linksventrikulärer Funktion wurden geringere Rückbildungen beobachtet [1, 2, 6]. Patienten mit stark vergrößertem Ventrikel besitzen nach Henry et al. [4] ein deutlich höheres Operationsrisiko und eine schlechtere Langzeitprognose. Entsprechend diesen Befunden wurde bei Überschreiten eines Herzvolumens von 1100 ml/1,73 m^2 keine Normalisierung der Herzgröße beobachtet.

Die myokardiale Funktion zeigt nach Untersuchungen von Schwarz [7] Beziehungen zu ultrastrukturellen Veränderungen. Nach den eigenen Resultaten geht die Zunahme der Myokardhypertrophie mit entsprechenden degenerativen ultrastrukturellen

Veränderungen mit einer Einschränkung der Ventrikelfunktion einher. Bei Vorliegen einer ausgeprägten Myokardhypertrophie mit stark vergrößertem Faserdurchmesser blieb auch das postoperative Herzvolumen vergrößert. Darüber hinaus war die perioperative Mortalität bei bioptisch nachweisbarer schwerer Myokardhypertrophie größer. Offenbar sind die beschriebenen strukturellen Veränderungen nur teilweise reversibel. Hierdurch kann die von zahlreichen Untersuchern beobachtete unvollständige Reversibilität bei stark vergrößertem Kammervolumen und eingeschränkter linksventrikulärer Funktion erklärt werden.

Eine persistierende postoperative Kardiomegalie verschlechtert die Prognose nach Klappenersatz. Nach Untersuchungen von Hirschfeld lebten von den Patienten, bei denen postoperativ eine Verkleinerung des Herzens eingetreten war, nach 6 Jahren noch 85%, hingegen nur 43% der Patienten mit unveränderter Herzgröße. In diesen Fällen bestehen ein hohes Risiko einer progredienten Herzinsuffizienz und eine höhere Mortalität. Patienten mit Aortenvitien sollten deshalb einer Klappenersatzoperation zugeführt werden, bevor eine massive Kardiomegalie mit Einschränkung der linksventrikulären Funktion und korrespondierenden strukturellen Veränderungen eintritt.

Literatur

1. Caroll JD, Gaasch WH (1981) Left ventricular volume, mass and function following surgical correction of chronic aortic regurgitation. Herz 6:131–137
2. Gaasch WH, Andrias CW, Levine HJ (1978) Chronic aortic regurgitation: The effect of aortic valve replacement on left ventricular volume, mass and function. Circulation 58:825–836
3. Haerten K, Köhler E, Völz G, Herzer JA (1979) Echokardiographische Verlaufsbeobachtungen bei operierten Mitral- und Aortenklappenfehlern. Z Kardiol 68:357–366
4. Henry WL, Bonow RO, Borer JS et al. (1980) Observations on the optimum time for operative intervention for aortic regurgitation. Circulation 61:471–483
5. Hirschfeld JW, Epstein SE, Roberts AJ, Glancy DL, Morrow AC (1974) Indices predicting long term survival after valve replacement in patients with aortic regurgitation and patients with aortic stenosis. Circulation 50:1190–1199
6. Köhler E, Völz G, Haerten K, Horstkotte D, Körfer R, Loogen F (1981) Echokardiographische Verlaufsbeobachtungen der linksventrikulären Größe und Funktion bei Patienten vor und nach prothetischem Aortenklappenersatz. Z Kardiol 70:660–669
7. Schwarz F, Flameng W, Schaper J, Hehrlein F (1978) Correlation between myocardial structure and diastolic properties of the heart in chronic aortic valve disease: Effects of corrective surgery. Am J Cardiol 42:895–903
8. Schwarz F, Flameng W, Langenbartels F (1979) Impaired left ventricular function in chronic aortic valve disease: Survival and function after replacement by Björk-Shiley prosthesis. Circulation 60:48–48
9. Wink K, Keller U, Schlosser V, Spillner G, Ahmadi A (1979) Klinische und hämodynamische Untersuchungen vor und nach Mitralklappenersatz. Herz 4:303–309

Vergleich von Thoraxaufnahmen im Stehen mit Herzvolumenbestimmungen im Liegen für die Früherkennung von Myokardiopathien

R. Hopf, H.E. Riemann und M. Kaltenbach

Zentrum für innere Medizin, Abteilung für Kardiologie, Klinikum der Johann Wolfgang Goethe-Universität, Theodor-Stern-Kai 7, 6000 Frankfurt 70

Einleitung

Die Größe des Herzens ist im Stehen – neben konstitutionellen Faktoren – insbesondere von orthostatischen Einflüssen abhängig und damit sehr variabel [8]. Es ist daher nicht verwunderlich, wenn im Verlaufe der letzten 80 Jahre zahlreiche Methoden zur Herzgrößenbeurteilung anhand der konventionellen, im Stehen angefertigten Thoraxröntgenaufnahmen inauguriert wurden. Wegen starker individueller Schwankungen wird auch für die heute am meisten verbreitete Methode, die Ausmessung des Herz-Lungen-Quotienten in Abhängigkeit von Alter und Geschlecht, eine große Variationsbreite angegeben. Hierdurch ist eine scharfe Abgrenzung zwischen normal großen und vergrößerten Herzen oft nicht möglich (Abb. 1).

Klinisch ist aber eine exakte Quantifizierung der Herzgröße von großer Bedeutung. Neben der Beurteilung des individuellen Krankheitsverlaufs oder der Erfolgsbeurteilung einer Therapie gilt dies in besonderem Maße auch für Patienten, bei denen es um

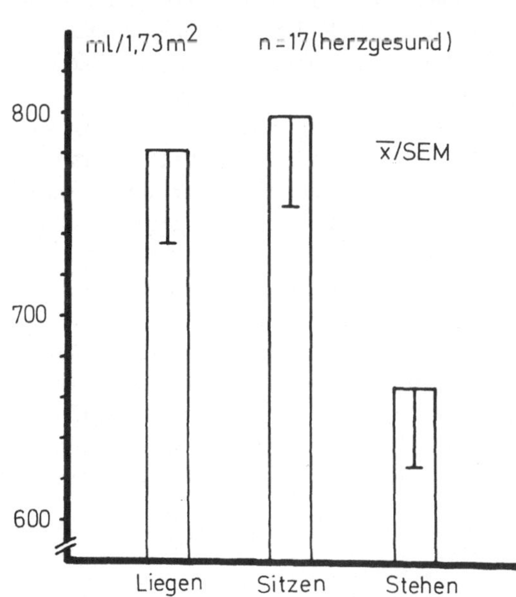

Abb. 1. Herzvolumenbestimmungen bei 17 Herzgesunden im Liegen, Sitzen mit hochgelagerten Beinen und im Stehen. Während im Liegen und Sitzen praktisch identische Resultate gefunden werden, nimmt die Herzgröße im Stehen signifikant ab, was auf orthostatische Einflüsse zurückzuführen ist und im Einzelfall eine Abweichung bis zu 45% bewirken kann

Röntgenologische Herzvolumenbestimmung
Herausgegeben von M. Kaltenbach und H. Klepzig

die Abgrenzung funktioneller oder psychogener von organisch bedingten Beschwerden geht. Diese Schwierigkeit besteht öftmals bei Patienten mit Frühformen kongestiver oder hypertrophischer Kardiomyopathien [2, 4].

Bei der Herzvolumenbestimmung spielen orthostatische Einflüsse keine Rolle, da die Patienten im Liegen [5, 8, 10, 11] neuerdings auch – mit hochgelagerten Beinen – im Sitzen untersucht werden [3]. Die Reproduzierbarkeit der Resultate ist hierdurch bei der Herzvolumenbestimmung sehr gut. Die Abweichung auch bei Auswertung durch verschiedene Untersucher liegt unter 5% [1, 6, 7].

Es war daher von großem klinischen Interesse, die Aussagefähigkeit konventioneller Thoraxröntgenaufnahmen im Stehen im Vergleich mit derjenigen von Herzvolumenbestimmungen im Liegen hinsichtlich der Beurteilbarkeit der Herzgröße bei Patienten mit Frühformen von Kardiomyopathien zu untersuchen.

Methodik

Bei insgesamt 259 Patienten wurden die Befunde der Thoraxröntgenuntersuchung mit dem Ergebnis der röntgenologischen Herzvolumenbestimmung verglichen.

Die konventionellen Thoraxbilder wurden beim stehenden Patienten als 2-m-Fernaufnahmen posteroanterior und linksanliegend seitlich angefertigt. Die Herzvolumenaufnahmen wurden beim liegenden Patienten in Bauchlage mit einem Film-Fokus-Abstand von ebenfalls 2 m in posteroanteriorem und linksanliegendem Strahlengang belichtet. Die obere 2-Sigma-Grenze des als normal groß beurteilten Herzvolumens beträgt für Frauen 690 und für Männer 790 ml/1,73 m^2 Körperoberfläche.

Die Patienten wurden in 3 Kollektive unterteilt:

- Kollektiv I: 103 Patienten mit Kardiomyopathie,
- Kollektiv II: 50 Patienten mit hypertrophischer Kardiomyopathie,
- Kollektiv III: 106 Patienten ohne organische Herzerkrankung.

In allen 259 Fällen war die Diagnose aufgrund einer eingehenden klinischen und einer Herzkatheteruntersuchung einschließlich Angiokardiographie des linken Ventrikels und selektiver Koronarangiographie gestellt worden. Bei einem Teil der Patienten mit Kardiomyopathie lagen zusätzlich myokardbioptische Befunde vor.

Bei den Patienten des Kollektivs I mit Kardiomyopathie handelte es sich um 88 Männer und 15 Frauen im Alter von 16–63 Jahren, das mittlere Alter betrug 44 Jahre. In 91 Fällen bestand eine kongestive (COCM) und in 12 Fällen eine hypertrophische Form (HCM) der Herzmuskelerkrankung.

Im Kollektiv II mit hypertrophischer Kardiomyopathie lag in 41 Fällen eine hypertroph-obstruktive (HOCM) und in 9 Fällen eine hypertroph-nichtobstruktive Kardiomyopathie (HCM) vor. Es handelte sich hierbei um 38 Männer und 12 Frauen im Alter von 14–60, im Mittel 42 Jahren. Bei diesen Patienten wurde auch der Krankheitsverlauf, beurteilt anhand der Röntgenbefunde, ausgewertet.

Das 3. Patientenkollektiv ohne organische Herzerkrankung bestand aus 55 Männern und 51 Frauen im Alter von 16–70 Jahren, im Mittel 38 Jahren.

Tabelle 1. Vergleich der Herzgröße, beurteilt anhand der konventionellen Röntgenthoraxaufnahmen im Stehen und den im Liegen angefertigten Herzvolumenaufnahmen, bei 103 Patienten mit gesicherter Kardiomyopathie

Kardiomyopathie (n = 103) (COCM: 91, HCM: 12)				
Röntgenthorax		n	Herzvolumen	
Herzgrößenbeurteilung			Normal	Vergrößert
Normal groß		33	11	22
Verbreitert:	li.	57	6	51
	re.	4	1	3
	bds.	9	1	8

Tabelle 2. Resultat der Herzvolumenbestimmung bei Patienten mit Kardiomyopathie, bei denen anhand der konventionellen Thoraxröntgenaufnahmen eine pathologische Herzkonfiguration auffiel

Kardiomyopathie (n = 103) (COCM: 91, HCM: 12)			
Röntgenthorax Herzkonfiguration	n	Herzvolumen Normal	 Vergrößert
Taille verstrichen	12	2	10
Aortenkonfiguration	7	1	6
Aorta erweitert	9	0	9
A. pulmonalis betont	4	1	3
RCR eingeengt	9	0	9

Ergebnisse

Kollektiv I: Patienten mit Kardiomyopathie (Tabelle 1)

In 33 der 103 Fälle wurde das Herz anhand der Thoraxröntgenuntersuchung als normal groß beurteilt. Dennoch ließ sich bei 22 dieser 33 Patienten eine signifikante Herzvolumenvergrößerung nachweisen.

Eine Verbreiterung des Herzens nach links, rechts oder beiden Seiten wurde anhand der Thoraxröntgenuntersuchung in 70 Fällen beschrieben. Dem entsprach auch eine Vergrößerung des Herzvolumens bei 62 Patienten, in 8 Fällen war jedoch das Herzvolumen normal.

Waren Herz- und Gefäßkonfiguration verändert oder war der RCR eingeengt, lag nahezu immer eine Herzvolumenvergrößerung vor (Tabelle 2).

Kollektiv II: Patienten mit hypertrophischer Kardiomyopathie (Tabelle 3)

Wegen der ausschließlichen myokardialen Hypertrophie ohne Dilatation bei Patienten mit hypertrophischer Kardiomyopathie erscheint hier eine Größenbeurteilung des Her-

Tabelle 3. Beurteilung von Herzgröße und Herzkonfiguration anhand der im Stehen angefertigten Thoraxröntgenbilder im Vergleich zu der im Liegen durchgeführten Herzvolumenbestimmung

Hypertrophische Kardiomyopathie (n = 50) (HOCM: 41 – HCM: 9)			
Röntgenthorax Herzbeurteilung	n	Herzvolumen Normal	Vergrößert
Unauffällig	27	9	18
Hypertonieform	4	1	3
Verbreitert: li.	14	0	14
re.	1	0	1
bds.	2	0	2

Tabelle 4. Befunde der herzgesunden Kontrollgruppe

Kontrollgruppe (n = 106) Angiographisch o.p.B.	
Röntgenthorax:	Herz vergrößert: 11
Herzvolumen:	Nicht vergrößert: 106

zens anhand von Thoraxaufnahmen grundsätzlich schwieriger als bei kongestiven Formen.

In 27 der 50 untersuchten Fälle wurde die Thoraxröntgenaufnahme hinsichtlich der Herzgröße als unauffällig beurteilt. Dennoch ließ sich mittels der Herzvolumenbestimmung in 18 von diesen 27 Fällen eine Vergrößerung nachweisen.

Eine Beschreibung des Hypertrophieprozesses in Form einer Hypertoniekonfiguration erfolgte bei 4 Patienten. In 3 dieser 4 Fälle ließ sich auch eine signifikante Herzvolumenvergrößerung nachweisen. Eine Verbreiterung des Herzens wurde bei 17 Patienten beschrieben; in allen Fällen entsprach dem eine über die 2-Sigma-Grenze hinausgehende Vergrößerung des Herzvolumens.

Bei den Patienten mit hypertrophischer Kardiomyopathie ergaben sich somit anhand der Thoraxröntgenaufnahmen keine falsch-positiven Größenbeurteilungen des Herzens. In 18 Fällen erfolgte hingegen eine falsch-negative Beurteilung, indem eine Vergrößerung des Herzens nicht erkannt wurde.

Kollektiv III: Herzgesunde (Tabelle 4)

Bei den 106 Patienten, bei denen angiographisch eine hämodynamisch wirksame Herzerkrankung ausgeschlossen werden konnte, war das Herzvolumen in allen Fällen normal. Bei 11 Patienten wurde jedoch anhand der Thoraxröntgenaufnahme ein vergrößertes Herz beschrieben.

Tabelle 5. Beurteilbarkeit von Größenänderungen des Herzens unter Therapie bei 23 Patienten mit hypertrophischer Kardiomyopathie, bei denen zuvor anhand der konventionellen Thoraxröntgenaufnahmen und der Herzvolumenbestimmung eine Herzvergrößerung objektiviert wurde

Hypertrophische Kardiomyopathie (n = 23) Verlaufsbeurteilung (n = 23: „Herz vergrößert + HV vergrößert")

Röntgenthorax Herzbeurteilung	n	Herzvolumen Größer	Gleich	Kleiner
Größenzunahme	2		1	1
Keine Änderung	17	2	4	11
Größenabnahme	4	1	1	2

Beurteilbarkeit der Herzgröße im Krankheitsverlauf (Tabelle 5)

Wenn anhand der Thoraxröntgenaufnahmen die strenge Abgrenzung zwischen normal großen und vergrößerten Herzen Schwierigkeiten bereitet, ist zu erwarten, daß Größenänderungen im Krankheitsverlauf noch schwerer beurteilbar sind.

Aus dem Kollektiv der 50 Patienten mit hypertrophischer Kardiomyopathie wurden die 23 Patienten herausgegriffen, bei denen anhand der Thoraxröntgenbilder eine Herzvergrößerung diagnostiziert wurde (Tabelle 5).

Bei diesen Patienten nahm unter 11–85 Monate langer kalziumantagonistischer Therapie (im Mittel 50,4 Monate) das Herzvolumen bei 14 der 23 Patienten ab; im Mittel aller 23 Patienten nahm es von 963 ± 163 auf 886 ± 145 ml/1,73 m^2 Körperoberfläche ab. Anhand der Thoraxröntgenbilder wurde in 2 Fällen eine Zunahme der Herzgröße beschrieben, obwohl das Herzvolumen in einem Fall deutlich abnahm, im zweiten Fall unverändert blieb. Bei 17 Patienten wurde die Herzgröße anhand des Thoraxbildes als gleichbleibend bezeichnet. Bei nur 4 dieser Patienten ließ sich dies anhand der Herzvolumenbestimmung bestätigen. Es war hingegen bei 2 Patienten zu einer Vergrößerung und bei 11 Patienten zu einer Verkleinerung gekommen. Auch bei den 4 Patienten, bei denen anhand der konventionellen Thoraxaufnahmen eine Verkleinerung des Herzens beschrieben wurde, traf dies nur in 2 Fällen zu, in einem Fall war das Herz größer geworden, in einem Fall gleich groß geblieben.

Diskussion

Aus klinischer Sicht sind einfach praktikable Methoden zur Erkennung einer Herzvergrößerung und zur Verlaufsbeurteilung Herzkranker unerläßlich. Speziell bei Patienten mit Kardiomyopathie, insbesondere solchen mit Frühformen, in denen die Beschwerdesymptomatik uncharakteristisch und stark wechselnd sein kann, kommt der Beurteilung der Herzgröße besondere Bedeutung zu.

Der Herz-Lungen-Quotient ist wegen seiner Abhängigkeit von zahlreichen Variablen nicht geeignet, um ausreichend scharf eine Herzvergrößerung zu definieren. Auch eine auffällige Herzkonfiguration kann nur zusätzliche Hinweise liefern.

Ausgehend von der guten Reproduzierbarkeit der Herzvolumenbestimmung, läßt sich zeigen, daß bei Patienten mit Kardiomyopathie ohne Differenzierung zwischen dilatativen und hypertrophischen Formen in 21% anhand der Thoraxröntgenaufnahmen falsch-negative Resultate und in 8% falsch-positive Resultate geliefert wurden. Bei einem Kollektiv von 50 Patienten mit hypertrophischer Kardiomyopathie gab es zwar keine falsch-positiven Ergebnisse, jedoch in 36% falsch-negative. Bei der Kontrollgruppe Herzgesunder letzlich lieferten die Thoraxröntgenbilder 10% falsch-positive Resultate.

Im Gesamtkollektiv der 259 Patienten, von denen 106 sicher herzgesund waren, wurde die Herzgröße anhand der Thoraxröntgenaufnahmen bei 58 Patienten, das entspricht 22%, falsch beurteilt. In 40 Fällen oder 15% erfolgte eine falsch-negative und in 18 Fällen oder 7% eine falsch-positive Beurteilung. Ähnlich schwierig erwies sich die Verlaufskontrolle anhand der Thoraxröntgenbilder. Von den 23 Fällen, bei denen primär eine pathologische Herzkonfiguration diagnostiziert wurde, war im Verlauf in nur 6 Fällen, das entspricht 26%, eine richtige Beurteilung der Herzgrößenänderung möglich.

Konstitutionelle und insbesondere orthostatische Einflüsse sind damit so bedeutsam, daß anhand der konventionellen, im Stehen angefertigten Thoraxröntgenaufnahmen keine den klinischen Belangen gerecht werdende Größenbeurteilung des Herzens möglich ist. Zusätzliche Herzvolumenbestimmungen im Liegen sind daher unerläßlich.

Zusammenfassung

Bei 159 Patienten wurde die Aussagefähigkeit der konventionellen, im Stehen angefertigten Thoraxröntgenaufnahmen hinsichtlich der Größenbeurteilbarkeit des Herzens anhand der im Liegen angefertigten Herzvolumenaufnahmen kontrolliert. Es handelte sich um eine Gruppe von 103 Patienten, bei denen nicht nach kongestiver oder hypertrophischer Kardiomyopathie unterteilt wurde. In einer zweiten Gruppe waren 50 Patienten mit hypertrophischer Kardiomyopathie, sowohl der obstruktiven als auch der nicht obstruktiven Form, enthalten. Dem wurden 106 Patienten mit angiographisch ausgeschlossener organischer Herzerkrankung gegenübergestellt.

Es ließ sich zeigen, daß anhand der im Stehen angefertigten Thoraxröntgenaufnahmen in 40 Fällen oder 15% eine signifikante Herzvergrößerung nicht erkannt werden konnte und umgekehrt in 19 Fällen eine nicht objektivierbare Herzvergrößerung angenommen wurde. In insgesamt 23% der Fälle lagen somit falsch-negative oder falsch-positive Resultate vor. Die Thoraxröntgenaufnahmen sind daher für die Diagnostik von hämodynamisch wirksamen Herzerkrankungen, speziell der Erkennung von Frühformen einer Kardiomyopathie, nicht ausreichend; die zusätzliche Anfertigung von Herzvolumenaufnahmen ist zu fordern.

Auch für die Beurteilung des Krankheitsverlaufs oder der Effektivität einer Therapie erscheint die Anfertigung von konventionellen Thoraxröntgenaufnahmen nicht ausreichend, da nur in 26% der Fälle hinreichend genau eine Änderung der Herzgröße erfaßt werden konnte.

Literatur

1. Axen O, Lindgren E, Malmström G (1946) Till kännedom om mätfelen vid Liljestrand-Lysholm-Nylin-Zachrisson Metod for jnärtvolymbestämming. Nord Med 29:592
2. Hopf R, Hopf M, Kober G, Kaltenbach M, Riemann HE (1975) Wertigkeit von Roentgenbefund und EKG in der Vorfelddiagnostik primärer Myokarderkrankungen. Z Kardiol [Suppl] 2:32
3. Hopf R, Böhmer D, Kaltenbach M (1977) Roentgenologische Herzvolumenbestimmung. Bearbeitung einer neuen Methode im Sitzen. ROEFO 127:167
4. Hopf R, Hopf M, Kober G, Lentz R, Riemann HE, Kaltenbach M (1978) Importance of heart volume determination and electrocardiography in early diagnosis of cardiomyopathy. In: Kaltenbach M, Loogen F, Olsen FGJ (eds) Cardiomyopathy and myocardial biopsy. Springer, Berlin Heidelberg New York, p 227
5. Kahlstorf A (1932) Über eine orthodiagraphische Herzvolumenbestimmung. ROEFO 45:132
6. Lind J (1950) Heart volume in normal infants. Acta Radiol [Suppl] (Stockh) 82
7. Meythaler M, Fick H, Hass W, Schmidt J (1969) Die klinische Größenbeurteilung des Herzens. Arch Kreislaufforsch 55:123
8. Musshoff K, Reindell H (1956) Zur Roentgenuntersuchung des Herzens in horizontaler und vertikaler Körperstellung. Dtsch Med Wochenschr 81:1001
9. Musshoff K, Reindell H (1957) Zur Roentgenuntersuchung des Herzens in horizontaler und vertikaler Körperstellung. Dtsch Med Wochenschr 81:1075
10. Rohrer F (1916) Volumenbestimmung von Körperhöhlen und Organen auf orthodiagraphischem Wege. ROEFO 24:285
11. Watzke K, Frisch P, Klepzig H (1972) Eine vereinfachte Methode der radiologischen Herzgrößenbestimmung. Med Klin 67:47

Herzgröße, histologischer Befund und Krankheitsverlauf bei dilatativer Kardiomyopathie

B. Kunkel, M. Schneider, G. Kober und M. Kaltenbach

Zentrum für innere Medizin, Abteilung für Kardiologie, Klinikum der Johann Wolfgang Goethe-Universität, Theodor-Stern-Kai 7, 6000 Frankfurt 70

Die Bedeutung verschiedener hämodynamischer Parameter für die Prognosebeurteilung dilatativer Kardiomyopathien wurde von vielen Autoren herausgestellt. Insbesondere die Auswurffraktion des linken Ventrikels kann danach als prognostisch bedeutsam erachtet werden [1, 2, 3]. Auf Beziehungen zwischen hämodynamischen und morphologischen Daten wurde ebenfalls hingewiesen [6, 7, 8]. Da zwischen der Größe des Herzens und seiner Funktion ebenfalls enge Korrelationen bestehen, ist es naheliegend, die Herzvolumenbestimmung mit bioptischen Daten zu vergleichen und ihre prognostische Wertigkeit zu untersuchen.

Patienten und Methode

Bei 131 Patienten mit Kardiomyopathien verschiedenen Schweregrades wurden linksventrikuläre Biopsien durchgeführt und die Bioptate licht- und elektronenmikroskopisch untersucht. Neben der qualitativen Analyse (131 Patienten) erfolgte eine Quantifizierung der Myokardhypertrophie (70 Patienten) sowie des Bindegewebsgehaltes (70 Patienten) und der elektronenmikroskopischen Veränderungen (50 Patienten).

Die Beurteilung des Schweregrades der Myokardhypertrophie wurde anhand der Muskelzelldurchmesser vorgenommen, die an jeweils mindestens 50 Kardiomyozyten gemessen wurden. Ein mittlerer Zelldurchmesser von $< 16\ \mu$ wurde als normal bewertet. Bei einer mittleren Zellgröße von 16–20 μ wurde eine leichte Hypertrophie, bei 21–25 μ eine mittelgradige Hypertrophie angenommen und bei einem mittleren Zelldurchmesser $> 25\ \mu$ eine schwere Myokardhypertrophie diagnostiziert.

Der Bindegewebsgehalt wurde morphometrisch nach den Prinzipien von Weibel [10] durch ein Punktzählverfahren ermittelt. Ein 36 Punkte umfassendes Zählgitter wurde über den Schnitt projiziert. Je nach Größe der Präparate wurden 6–15 benachbarte Feldeinstellungen an 3–5 Serienschnitten untersucht. Auf diese Weise wurden mindestens 1080 Punkte pro Patient ausgezählt.

Die quantitative elektronenmikroskopische Untersuchung umfaßte 50 Patienten. Sie erfolgte nach einem früher beschriebenen Scoresystem, das eine Graduierung der verschiedenen hypertrophiebedingten und degenerativen Veränderungen erlaubt [6].

Das Herzvolumen wurde aus 2 Fernaufnahmen im Liegen bestimmt. Nach der Herzgröße wurden 3 Patientengruppen unterschieden. Gruppe I hatte ein Herzvolumen

 Röntgenologische Herzvolumenbestimmung
Herausgegeben von M. Kaltenbach und H. Klepzig

< 900 ml/1,73 m^2; in Gruppe II betrug das Herzvolumen 900–1200, und Gruppe III zeigte eine massive Kardiomegalie mit einem Herzvolumen > 1200 ml/1,73 m^2.

Morphologische und klinische Daten wurden gegenübergestellt und mit dem Krankheitsverlauf verglichen.

Ergebnisse

Die wichtigsten lichtmikroskopischen Befunde sind in Tabelle 1 zusammengestellt. Die Patienten sind hierbei nach der Auswurfrate des linken Ventrikels gegliedert. Wesentlichster Befund ist die Myokardhypertrophie, die bei eingeschränkter Ventrikelfunktion obligat nachweisbar ist. Bei normaler Auswurfrate wird in etwa 50% eine Myokardhypertrophie gefunden. Besonders bei fortgeschrittener Hypertrophie lassen sich auch auf lichtmikroskopischer Ebene degenerative Veränderungen nachweisen. Dritter wesentlicher Befund sind Veränderungen des Interstitiums. In 70% besteht eine verschieden stark ausgeprägte Bindegewebsvermehrung. Von Interesse ist, daß in einem sehr kleinen Prozentsatz (2%) entzündliche Infiltrate gefunden wurden, die eine entzündliche Genese der Erkrankung beweisen. Typische Beispiele bioptischer Befunde sind in Abb. 1 und 2 wiedergegeben.

Die elektronenmikroskopischen Veränderungen (Tabelle 2) sind weitgehend auf den zugrundeliegenden Hypertrophieprozeß zu beziehen. Es lassen sich einerseits produktive Veränderungen beobachten (Abb. 3 und 4), hierzu gehören Kernvergrößerung, Vergrößerung der Nukleolen, Vermehrung der Mitochondrien, Ergastoplasmalamellen, hypertrophierte Golgi-Apparate und Störungen der Myofibrillenanordnung. Mit Fortschreiten des Hypertrophieprozesses treten zusätzlich degenerative Zellalterationen auf (Abb. 5). Es handelt sich um Veränderungen der Mitochondrien, deren Zahl in einzelnen Zellen abnimmt. Sie zeigen eine starke Größen- und Formvariation und strukturelle degenerative Veränderungen. Als funktionell wichtigster Befund ist die Verminde-

Tabelle 1. Histologische Befunde bei Kardiomyopathien in Abhängigkeit von der Ventrikelfunktion

	I (n = 50) (EF: < 50%)		II (n = 36) (EF: 50–64%)		III (n = 45) (EF: > 65%)	
	n	[%]	n	[%]	n	[%]
Myokardhypertrophie	50	100	34	94	24	53
Degenerative Veränderungen der Herzmuskelzellen	24	48	12	33	0	0
Interstitielle Fibrose	39	78	18	50	16	36
Endokardfibrose	21	42	10	28	6	13
Proliferation glatter Muskelzellen	11	22	10	28	3	7
Entzündliche Infiltrate	1	2	1	2,8	1	2,2
Interstitielle Lipomatose	1	2	8	22	0	0
Proliferation interstitieller Zellen	9	18	3	8	0	0
Normales Myokard	0	0	1	2,8	13	29

EF, Auswurffraktion

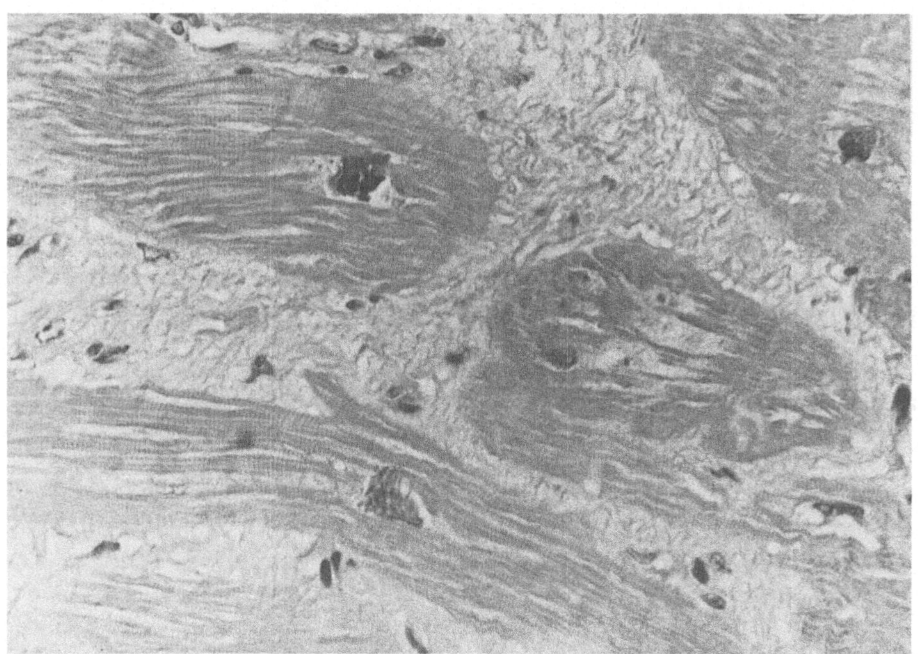

Abb. 1. Myokardbiopsie eines 42jährigen Patienten (EF: 34%, HV = 1195). Schwere Myokardhypertrophie und diffuse interstitielle Fibrose. Degenerative Veränderungen der Herzmuskelzellen mit Vermehrung der kontraktilen Elemente. Mittlerer Zelldurchmesser 29,9 und Bindegewebsgehalt 26,2%. (HE, Originalvergrößerung 400 : 1)

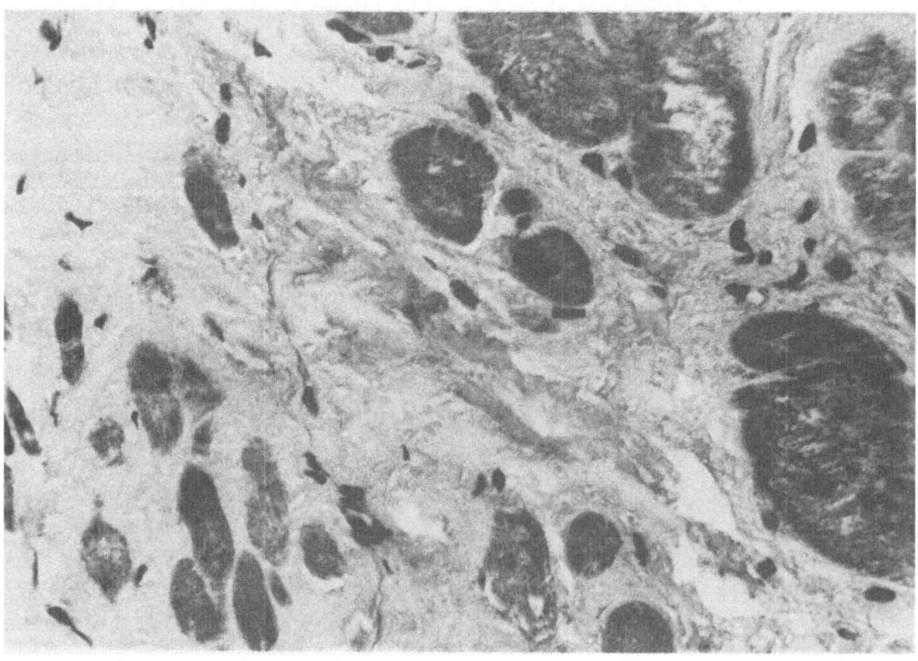

Tabelle 2. Ultrastrukturelle Veränderungen bei Kardiomyopathien

	I (n = 40) EF < 50% n	[%]	II (n = 32) EF 50–64% n	[%]	III (n = 40) EF > 65% n	[%]
Kernvergrößerung	40	100	30	94	24	60
Mitochondrien						
– Vermehrung	40	100	26	81	22	55
– Verminderung	25	63	13	41	8	22
– Größe/Formenvariation	33	83	19	59	17	43
– Degeneration	30	75	12	38	12	30
Myofibrillen						
– Verminderung	36	90	23	72	18	45
– Texturstörung	15	38	18	56	13	33
– Z-Band-Veränderungen	27	68	17	53	15	38
Hypertrophierte						
Golgi-Komplexe	19	48	20	63	17	43
Ergastoplasmalamellen	19	48	16	50	14	35

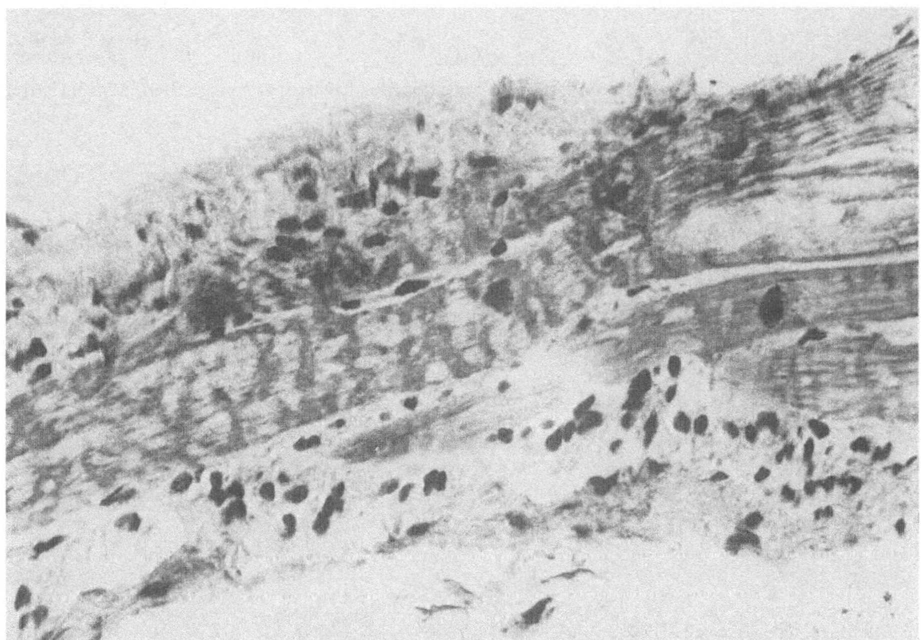

Abb. 3. Myokardbiopsie einer 48jährigen Patientin (EF: 27%, HV = 1878). Myokardhypertrophie. Zahlreiche Kontrakturbänder. Diffuse lymphohustiozytäre Infiltrationen. Zelldurchmesser 21,9 μ. Bindegewebsgehalt 10%. Histologische Diagnose: Chronische Myokarditis

←

Abb. 2. Myokardbiopsie eines 41jährigen Patienten (EF: 41%, HV: 1185 ml/1,73 m²). Myokardhypertrophie. Schwerste interstitielle Fibrose. (Goldner, Originalvergrößerung 400 : 1)

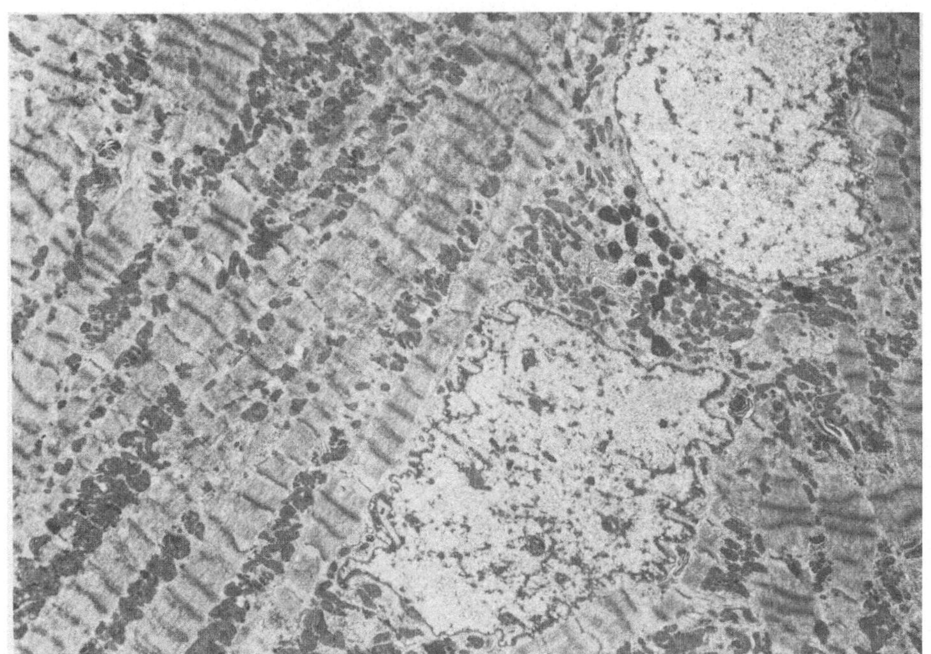

Abb. 4. Große, 2kernige hypertrophierte Herzmuskelzelle. Ergastoplasmalamellen, Myelinfiguren. (Originalvergrößerung 2000 : 1)

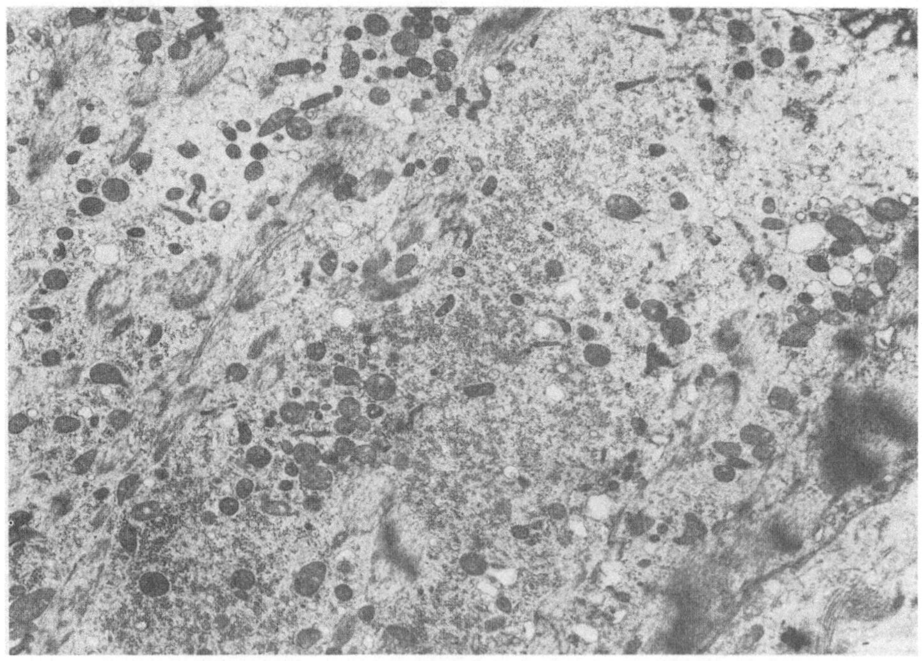

Abb. 5. Degenerativ veränderte Herzmuskelzelle mit ausgedehnter Reduktion der Myofibrillen. Zahlreiche, sehr kleine Mitochondrien. (Originalvergrößerung 6000 : 1)

rung der Myofibrillenzahl zu bewerten. Er ist bedeutsam, weil hierin vermutlich das morphologische Äquivalent der Kontraktilitätsminderung des hypertrophierten Myokards zu sehen ist. Produktive und degenerative Veränderungen lassen sich in der Regel nebeneinander am gleichen Patienten nachweisen. Die genannten Veränderungen weisen Beziehungen zur Ventrikelfunktion auf, wie die Häufigkeitsverteilung in den verschiedenen Funktionsklassen erkennen läßt.

Herzgröße und morphologische Befunde

Die Beziehungen zwischen Herzgröße und dem bioptischen Schweregrad der Myokardhypertrophie gehen aus Tabelle 3 hervor. Bei normalem oder gering vergrößertem Herzvolumen wiesen 17 Patienten (68%) eine leichte oder mittelgradige Myokardhypertrophie auf, während fortgeschrittene Hypertrophiegrade nicht beobachtet wurden. Bei 26 Patienten mit einer Herzgröße von 900–1200 ml/1,73 m^2 wurde in 23 Fällen (88%) eine Myokardhypertrophie beobachtet, die in 6 Fällen als schwer eingestuft wurde. Lediglich 3 Patienten zeigten einen normalen Zelldurchmesser. Bei ausgeprägter Kardiomegalie (Herzvolumen > 1200 ml/1,73 m^2) wiesen alle Patienten eine Myokardhypertrophie auf. Sie wurde anhand des Zelldurchmessers in 47% als schwer klassifiziert.

Hinsichtlich des Bindegewebsgehaltes ergeben sich nur sehr lockere Beziehungen. Während bei normalen oder gering vergrößerten Herzen bei 18 Patienten (72%) ein normaler interstitieller Bindegewebsgehalt gefunden wurde, zeigten bei stark vergrößertem Herzen nur noch 7 Patienten (37%) ein unauffälliges Interstitium, während in 12 Fällen (63%) eine unterschiedlich ausgeprägte interstitielle Fibrose gefunden wurde. Die Häufigkeit der interstitiellen Fibrose nimmt somit mit der Herzgröße stark zu. Der Bindegewebsgehalt zeigt jedoch extreme Schwankungen. Lediglich der positive Befund einer starken interstitiellen Fibrose kann als Indiz für eine Funktionseinschränkung gewertet werden, während ein normaler Bindegewebsgehalt eine solche nicht ausschließt.

Tabelle 3. Herzvolumen und bioptischer Befund

Myokardhypertrophie (Zelldurchmesser)	Herzvolumen [ml/1,73 m^2] < 900 (n = 25)		900–1200 (n = 26)		> 1200 (n = 19)	
	n	[%]	n	[%]	n	[%]
Fehlend (< 16 μ)	8	32	3	12	0	0
Leicht (16–20 μ)	5	20	11	42	3	16
Mittelgradig (21–25 μ)	12	48	6	23	7	37
Schwer (> 25 μ)	0	0	6	23	9	47
Interstitielle Fibrose (Bindegewebsgehalt %)						
Fehlend (< 5%)	18	72	17	65	7	37
Leicht (5–10%)	4	16	1	3,8	4	21
Mittel (10–20%)	3	12	3	12	5	26
Schwer (> 20%)	0	0	6	23	3	16

Tabelle 4. Herzgröße und elektronenmikroskopische Befunde (EM-Score: Scorepunkte (n = 50)

EM-Score	Herzvolumen (ml/1,73 m²) < 900 (n = 18) n	[%]	900–1200 (n = 17) n	[%]	> 1200 (n = 15) n	[%]
< 10	4	22	2	12	0	0
10–20	11	61	7	41	4	27
> 20	3	17	8	47	11	73

Die elektronenmikroskopische Untersuchung (Tabelle 4) zeigt analog zu den lichtmikroskopischen Befunden einen wachsenden Schweregrad der Veränderungen mit zunehmendem Herzvolumen. Bei stark vergrößertem Herzen wiesen 11 Patienten (73%) auch fortgeschrittene Alterationen der Ultrastruktur auf, während normale Befunde nicht beobachtet wurden. Bei normalem bzw. leicht vergrößertem Herzen zeigten 22% der Patienten eine normale Ultrastruktur. Es dominierten leicht- bis mittelgradige Veränderungen (61%), jedoch wurden auch in 17% bereits Zeichen fortgeschrittener Myokardhypertrophie gefunden.

Herzgröße, morphologischer Befund und Prognose

Im untersuchten Kollektiv sind 15 Patienten (21%) verstorben. Je 2 Patienten hatten ein leicht- bzw. mäßiggradig vergrößertes Herz. In 11 Fällen lag eine ausgeprägte Kardiomegalie vor. Der Vergleich klinischer und bioptischer Daten ist in Tabelle 5 und 6 dargestellt. Es zeigt sich, daß 12 von 15 Patienten eine deutliche interstitielle Fibrose aufwiesen, die bei sehr großen Herzvolumina stärker ausgeprägt war. Die Analyse Kardiomyopathien mit exzessiver Herzvergrößerung zeigen nach den durchgeführten Untersuchungen eine schlechte Prognose; 27% der verstorbenen Patienten hatten der Myokardhypertrophie. Funktionseinschränkung des Myokards und ungünstige Pro-

Tabelle 5. Biopsiebefund und Herzgröße bei verstorbenen Patienten (n = 15)

Myokardhypertrophie (Zelldurchmesser)	Herzvolumen (ml/1,73 m²) < 900 (n = 2) n	900–1200 (n = 2) n	> 1200 (n = 11) n
Fehlend (< 16 μ)	0	0	0
Leicht (16–20 μ)			
Mittel (21–25 μ)	2	0	3
Schwer (> 25 μ)	1	3	6
Interstitielle Fibrose (Bindegewebsgehalt %)			
Fehlend (< 5%)	2	1	1
Leicht (5–10%)	1	0	2
Mittel (10–20%)	1	0	4
Schwer (> 20%)	0	1	3

Tabelle 6. Elektronenmikroskopischer Befund und Herzvolumen bei verstorbenen Patienten (n = 13)

Elektronenmikroskopischer Befund (Scorepunkte)	Herzvolumen (ml/1,73 m²) < 900 (n = 2) n	900–1200 (n = 2) n	> 1200 (n = 11) n
Normal (< 10)	0	0	0
Leicht/mittel (11–20)	0	0	1
Schwer (> 20)	2	2	8

gnose spiegeln sich auch im elektronenmikroskopischen Bild wider (Tabelle 6). Mit Ausnahme eines Patienten zeigten alle Verstorbenen fortgeschrittene degenerative Veränderungen der Herzmuskelzellen.

Diskussion

Die Herzvergrößerung ist ein Kardinalsymptom der dilatativen Kardiomyopathie, wie bereits die Namensgebung erkennen läßt. Auch bei Frühstadien ist das Herz in der Regel bereits vergrößert, so daß sich die Herzvolumenbestimmung als Screening-Methode zur Identifizierung derartiger Patienten eignet [4].

Die Myokardbiopsie zeigt bei Kardiomyopathien als morphologisches Äquivalent stets eine Myokardhypertrophie. Der Schweregrad der Hypertrophie nimmt mit dem Ausmaß der Ventrikelschädigung zu. Die Zunahme der morphologischen Veränderungen ist sowohl licht- als auch elektronenoptisch nachweisbar. Sie ist bereits lange bevor sich eine wesentliche Einschränkung der Ventrikelfunktion zeigt, erkennbar. Bei fraglichen Frühstadien mit noch normalem oder leicht vergrößertem Herzvolumen beweist der Befund der Myokardhypertrophie eine diffuse, das gesamte Myokard betreffende Erkrankung und gestattet die positive Diagnose der Kardiomyopathie. Andererseits schließt das Fehlen der myokardialen Hypertrophie die Diagnose Kardiomyopathie aus. Derzeit muß jedoch offenbleiben, ob derartige Erkrankungen in eine kongestive Verlaufsform einmünden oder ob auch andere Entwicklungen möglich sind.

Analog den invasiven Parametern läßt sich die Beziehung der Hypertrophie und der elektronenmikroskopischen Veränderungen zur myokardialen Funktion auch anhand der Herzvolumina nachweisen.

Die Ursache für die Entwicklung der Myokardhypertrophie bei Kardiomyopathien ist bisher nicht bekannt. In den seltenen Fällen, die sich aus einer entzündlichen Erkrankung entwickelt haben, kann eine kompensatorische Hypertrophie des Restmyokards diskutiert werden. Bei der weitaus überwiegenden Zahl der Patienten sind jedoch tiefergreifende, z.B. molekulare Ursachen anzunehmen. Die Myokardhypertrophie ist als Reaktion auf diese bisher unbekannte zelluläre Schädigung zu sehen.

Als elektronenmikroskopisches Äquivalent der Kontraktionsminderung kann nach neueren Untersuchungen die Verringerung des kontraktilen Materials der Zelle angesehen werden. Dieser Befund wurde sowohl bei Aortenvitien als auch bei Kardiomyopathien beschrieben [7, 8, 9]. Bei fortgeschrittener Hypertrophie ist die Myokardzelle offenbar nicht mehr zu einer adäquaten Synthese kontraktilen Materials in der Lage. Kardiomyopathien mit exzessiver Herzvergrößerung zeigen nach den durchgeführten Untersuchungen eine schlechte Prognose; 27% der verstorbenen Patienten hatten ein leicht- oder mäßiggradig vergrößertes Herzvolumen, während 73% eine ausgeprägte Kardiomegalie zeigten. Eine exzessive Dilatation des Herzens hat bei Kardiomyopathien eine ähnliche prognostische Wertigkeit wie bei Vitien und der koronaren Herzerkrankung.

Auf eine prognostische Bedeutung der Myokardbiopsie wurde erstmals von Kuhn hingewiesen [5]. Danach haben insbesondere degenerative elektronenmikroskopisch sichtbare Veränderungen Einfluß auf den Krankheitsverlauf. Der Vergleich von Herzgröße und morphologischen Befunden zeigt Beziehungen sowohl zwischen dem Grad der Hypertrophie als auch dem der elektronenmikroskopischen Veränderungen und dem Krankheitsverlauf. Der Bindegewebsgehalt erscheint dagegen von untergeordneter Bedeutung. Zwar läßt sich auch hier eine Zunahme des Bindegewebes mit der Herzgröße nachweisen, und verstorbene Patienten zeigten im Mittel einen deutlich höheren Bindegewebsgehalt, jedoch sind die Schwankungen im Einzelfall sehr groß, und eine fehlende Bindegewebsvermehrung schließt eine fortgeschrittene Erkrankung und einen ungünstigen Verlauf nicht aus. Die verminderte myokardiale Leistungsfähigkeit bei Kardiomyopathien kann nicht als Folge einer diffusen Vernarbung des Myokards angesehen werden.

Literatur

1. Delius V, Sebening H, Weghmann H, Oversohl K, Wirtzfeld A, Mathes P (1976) Klinik und Verlauf der kongestiven Kardiomyopathie ungeklärter Aetiologie. Dtsch Med Wochenschr 101: 635–641
2. Feild BJ, Baxley WA, Russel RO, Hood WP, Holt JH, Dawling JT, Rackby CE (1973) Left ventricular function and hypertrophy in cardiomyopathy with depressed ejection fraction. Circulation 47:1022–1031
3. Hess OM, Turina J, Goebel NH, Grob P, Krayenbühl HP (1977) Zur Prognose der kongestiven Kardiomyopathie. Z Kardiol 66:351–360
4. Hopf R, Hopf M, Kober G, Lentz R, Riemann HE, Kaltenbach M (1978) Importance of heart volume determination and electrocardiography in early diagnosis of cardiomyopathy. In: Kaltenbach M, Loogen F, Olsen EGJ (eds) Cardiomyopathy and myocardial biopsy. Springer, Berlin Heidelberg New York
5. Kuhn H, Breithard G, Knieriem HJ et al. (1975) Die Bedeutung der endomyokardialen Katheterbiopsie für die Diagnostik und die Beurteilung der Prognose der kongestiven Kardiomyopathie. Dtsch Med Wochenschr 100:717–723
6. Kunkel B, Lapp H, Kober G, Kaltenbach M (1978) Correlation between clinical and morphologic findings and natural history in congestive cardiomyopathy. In: Kaltenbach M, Loogen L, Olsen EGJ (eds) Cardiomyopathy and myocardial biopsy. Springer, Berlin Heidelberg New York, S 271–283
7. Kunkel B (im Druck) Die Morphologie von Myokardbiopsien bei kongestiver Kardiomyopathie.
8. Kunkel B (1981) Licht- und elektronenmikroskopische Untersuchungen von Myokardbiopsien und ihre klinische Bedeutung. Habilitationsschrift, Universität Frankfurt/Main
9. Schaper J, Schwarz F, Hehrlein F (1981) Ultrastrukturelle Veränderungen im menschlichen Myokard bei Hypertrophie durch Aortenklappenfehler und deren Beziehung zur linksventrikulären Masse und Auswurffraktion. Herz 6:217–225
10. Weibel E, Kistler GS, Scherle WF (1966) Practical stereological methods for morphometric cytology. J Cell Biol 30:23–38

Das röntgenologisch bestimmte Herzvolumen unter dem Einfluß von Diuretika

H. Klepzig und P.K. Frisch

Klinik für Herz- und Gefäßkrankheiten der Krankenversorgung der Bundesbahnbeamten, Sodener Straße 43, 6240 Königstein

Bisher nahm man an, daß sich die Herzgröße unter dem Einfluß von Medikamenten nicht oder nur unwesentlich verändert, und hat daher die Vormedikation bei der Ermittlung des Herzvolumens nicht berücksichtigt. Man könnte dies auch bei den Diuretika vermuten. Infolge der durch sie ausgelösten Erniedrigung des Kaliumspiegels wäre vielleicht eine geringe Größenzunahme des Herzens anzunehmen.

Methodik

Bei 14 Patienten mit Herzinsuffizienz oder behandlungsbedürftiger Hypertonie, die nicht mit Diuretika vorbehandelt waren, wurde nach der Methode von Klepzig u. Frisch (1965) röntgenologisch das Herzvolumen bestimmt. Anschließend erhielten sie über 5–16 Tage gleichbleibender Basistherapie ein oral wirkendes Diuretikum, und zwar in üblicher Dosierung. Es handelte sich im einzelnen um Furosemid, Spironolacton-Furosemid und um Kombinationen von Thiaziden mit Triamteren oder Amilorid. Anschließend erfolgte die 2. Volumenbestimmung. Der Blutdruck wurde unblutig ermittelt; die Patienten wurden stets morgens nüchtern gewogen.

Ergebnisse

Das Verhalten der absoluten Herzgröße ist in Abb. 1 dargestellt. Die Größe nahm im Durchschnitt von 1080 auf 941 ml ab, maximal bis zu 29%. Der Unterschied ist mit $p < 0{,}001$ hoch signifikant. Stark vergrößerte Herzen verhielten sich ähnlich den kleineren.

Bei allen Patienten verringerte sich das Körpergewicht. Wenn man dies bei der Berechnung des Herzvolumens mit einbezieht, also anstelle des absoluten das relative Herzvolumen ermittelt, ergibt sich auch hier eine Größenabnahme, wie Abb. 2 zeigt. Der Mittelwert geht von 554 auf 480 ml/m^2 Körperoberfläche zurück, maximal ebenfalls bis 29%, die Signifikanz liegt mit $p < 0{,}01$ hoch.

Auch die Blutdruckwerte gingen bei allen Patienten zurück, doch es ergab sich keine Parallelität mit der Verkleinerung des Herzvolumens.

Alle Patienten fühlten sich unter dieser Therapie wohl.

Röntgenologische Herzvolumenbestimmung
Herausgegeben von M. Kaltenbach und H. Klepzig

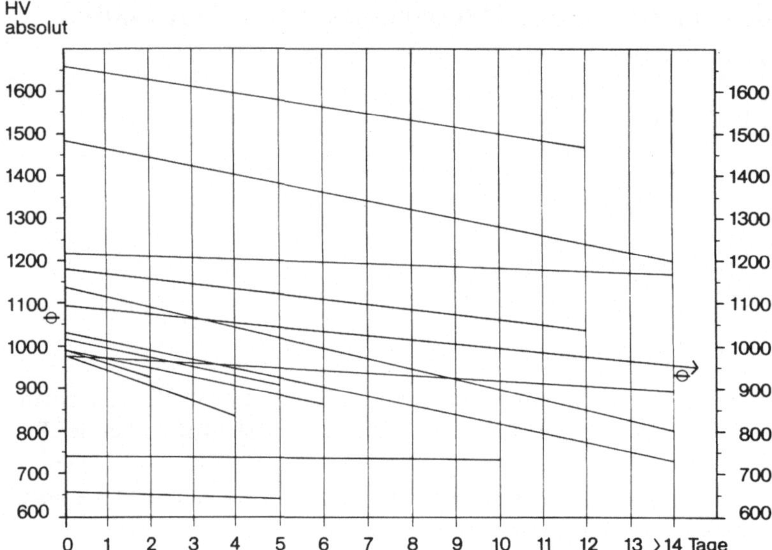

Abb. 1. Absolutes Herzvolumen vor und nach Behandlung mit Diuretika

Besprechung

Die Faktoren, die hauptsächlich als Ursachen für die beobachtete Verringerung des Herzvolumens unter Diuretikatherapie in Frage kommen, sind in Tabelle 1 zusammengestellt. Daß dabei die Gewichtsabnahme nur einen geringen Einfluß hat, geht aus Abb. 2 hervor. Das Verhalten der Herzfrequenz in Ruhe hat auf die Herzgröße bei der Herzvolumenbestimmung im Liegen wenig Einfluß, wenn die Herzfrequenz nicht 110–120 Schläge in der Minute überschreitet, wie Kjellberg et al. schon 1949 nachgewiesen haben.

Wie zahlreiche Untersuchungen ergeben haben, z.B. von Weber (1980) und Noack (1980), werden durch Diuretika sowohl Afterload wie auch Preload gesenkt. Ursächlich sind wohl im wesentlichen eine Verminderung des Blutvolumens und eine Dilatation der peripheren Blutgefäße. Von Einfluß auf die Herzgröße könnte auch eine Stimulierung des Renin-Angiotensin-Systems sein. Dies wurde von uns nicht näher untersucht. Eine direkte Einwirkung der Diuretika auf den Herzmuskel besteht nicht, wie Lüderitz et al. (1977) am isolierten Papillarmuskel nachweisen konnten.

Körperliche Ruhigstellung könnte ebenfalls für die Verkleinerung des Herzens verantwortlich gemacht werden, wie Reindell et al. (1960) nachweisen konnten, doch haben sich unsere Patienten während der Behandlung eher stärker als zuvor belastet.

Die Ausscheidung oder Verringerung eines Perikardergusses spielt bei den stark vergrößerten Herzen eine Rolle, jedoch nicht bei nur mäßig vergrößerten. Veränderungen der Herzform weisen auf diese Möglichkeit hin.

Die beobachtete Verkleinerung des Herzens muß als günstige Wirkung der Diuretika auf das Herz angesehen werden, da sie nach dem Kant-La-Place-Gesetz zu einer Verminderung der Wandspannung und somit zu einem geringeren Sauerstoffverbrauch des

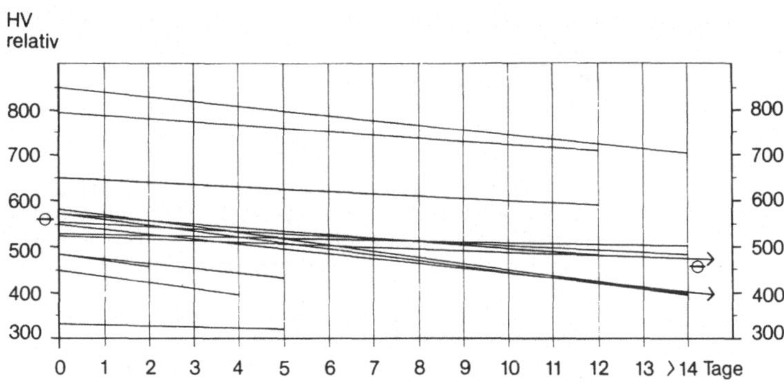

Abb. 2. Relatives Herzvolumen vor und nach Behandlung mit Diuretika

Tabelle 1. Mögliche Ursachen für die Verringerung des Herzvolumens unter Diuretikatherapie

Gewichtsabnahme
Veränderung der Herzfrequenz
Verminderung des Afterload
Verminderung des Preload
Verringerung der Blutmenge
Venöses Pooling
Stimulierung des Renin-Angiotensin-Mechanismus
Körperliche Schonung
Verkleinerung eines Perikardergusses

Tabelle 2. Veränderungen des Kreislaufs bei Herzinsuffizienz unter Herzglykosiden und Diuretika [2]

	Herzglykoside	Diuretika
Venendruck	–	–
– Leberstauung	–	–
– Ödeme	–	–
– Stauungsergüsse	–	–
Lungenstauung	–	–
Blutvolumen	–	–
Herzgröße	–	–
Zirkulationszeit	–	(–)
Füllungsdruck	–	–
Positiv inotrop	+	o

Herzmuskels und zugleich zu einer höheren Effizienz seiner Kontraktion führen muß. In vielen Beziehungen wirken Diuretika ähnlich den Herzglykosiden, wie Tabelle 2 nach Klepzig (1982) zeigt.

Welche Faktoren und inwieweit diese in jedem einzelnen Fall eine Rolle spielen, muß offenbleiben. Eine Verkleinerung kann schon nach 2tägiger Gabe von Diuretika nachweisbar sein. In einzelnen Fällen wäre sie vielleicht noch größer gewesen, da die Compliance der Patienten nicht kontrolliert wurde.

Für die Beurteilung des röntgenologisch bestimmten Herzvolumens ergibt sich aus diesen Untersuchungen, daß bekannt sein soll, ob der Patient unter Diuretikatherapie

Tabelle 3. Einteilung des Hypertonikerherzens. (Nach B.E. Strauer [7])

Stadium I:	Selten Herzbeschwerden Herzsilhouette, Ventrikelfunktion und Koronarangiogramm normal Bereits deutliche Einschränkung der Koronarreserve
Stadium II:	Häufig Herzbeschwerden (Angina pectoris) Herzsilhouette und Ventrikelfunkion (Ruhe, Belastung) noch normal
Stadium III:	Häufig Beschwerden (Angina pectoris, Belastungsdyspnoe) Herzsilhouette vergrößert Einschränkung der Ventrikelfunktion und Kontraktilität unter körperlicher Belastung
Stadium IV:	Klinische Zeichen dekompensierter Herzinsuffizienz Herzsilhouette deutlich vergrößert Einschränkung der Ventrikelfunktion in Ruhe

steht oder nicht. Man könnte z.B. auch das Herz eines Hypertonikers falsch einschätzen, z.B. bei der Stadieneinteilung nach Strauer (1979), die in Tabelle 3 wiedergegeben ist.

Zu Fehlurteilen kann man insbesondere auch bei Verlaufsbeobachtungen kommen, wenn die Medikation von Diuretika nicht berücksichtigt wird.

Zusammenfassung

Unter oraler Diuretikabehandlung kann sich das absolute und relative Herzvolumen um bis zu 29% vermindern. Die Größenabnahme ist schon nach 2 Tagen nachweisbar, betrifft stark und weniger vergrößerte Herzen und verhält sich unabhängig vom Blutdruck im großen Kreislauf. Ihre hauptsächlichen Ursachen werden besprochen.

Bei der Bewertung des röntgenologisch ermittelten Herzvolumens und besonders bei Verlaufskontrollen sollte daher bekannt sein, ob eine Behandlung mit Diuretika stattfindet.

Wir danken Herrn Dr. med. Harald Klepzig für die statistischen Berechnungen.

Literatur

1. Kjellberg SR, Rudhe U, Sjöstrand T (1949) The amount of hemoglobin (blood volume) in relation to the puls rate and cardiac volume during work. Acta Physiol Scand 19:152
2. Klepzig H (1982) Herz- und Gefäßkrankheiten, 4. Aufl. Thieme, Stuttgart New York, S 88
3. Klepzig H, Frisch P (1965) Roentgenologische Herzvolumenbestimmung in Klinik und Praxis. Thieme, Stuttgart, S 1–26
4. Lüderitz B, Naumann d'Almoncourt C, Steinbeck G (1977) Direct effects of diuretic drugs on the myocardium. Springer, Berlin Heidelberg New York, S 299
5. Noack EA (1980) Pharmakologische Eigenschaften von Bemetizid, Triamteren, Dihydralazin und Bupranolol. In: Siegenthaler W, Vetter W, Schrey A (Hrsg) Angewandte Wissenschaften, München, S 29
6. Reindell H, Musshoff K, Klepzig H (1960) Physiologische und pathophysiologische Grundlagen der Größen- und Formänderungen des Herzens. In: Bergmann G v, Frey W, Schwiegk H (Hrsg) (Handbuch der Inneren Medizin, 9/1 S 801–912)
7. Strauer BE (1979) Das Hochdruckherz. Springer, Berlin Heidelberg New York, S 82
8. Weber E (1980) Klinische Pharmakologie der antihypertensiven Pharmakotherapie. In: Rosenthal J (Hrsg) Arterielle Hypertonie. Springer, Berlin Heidelberg New York, S 453

Herzgröße und akute β-Blockade beim gesunden Herzen

H. Roskamm, K. Schnellbacher und L. Samek

Benedikt-Kreutz-Rehabilitationszentrum, Südring 15, 7815 Bad Krozingen

Die folgenden Ausführungen sollen einen kleinen, aber nicht ganz unbedeutenden Aspekt im Zusammenhang mit der Herzgröße beschreiben, und zwar den Einfluß einer akuten Betablockergabe auf die Herzgröße und damit auf das Herzvolumen des Gesunden.

Die vorzutragenden Ergebnisse sind auf dem Boden unserer Kenntnisse über die Arbeitsweise des gesunden Herzens zu erwarten.

Das Herzvolumen entspricht der Wasserverdrängung des mit Blut gefüllten Organs Herz. Es beinhaltet somit anatomische Strukturen und die Blutfüllung der Herzkammern. Das Herzvolumen ist also auch vom Füllungszustand des Herzens abhängig, und diese Füllung ist u.a. abhängig von Herzfrequenz und Kontraktilität.

Wenn bei konstantem Sauerstoff- und damit Blutbedarf des Organismus die Herzfrequenz beträchtlich erhöht wird, geht die Herzgröße zurück. Dies kann z.B. mit einem Herzschrittmacher erfolgen (Vatner et al. 1972). Nur wenn die Herzfrequenzerhöhung durch die Erhöhung des Sauerstoff- und Blutbedarfs des Organismus zustande kommt, wird die Herzgröße nicht kleiner, sondern kann sogar gering zunehmen, wenn sich im Ruhezustand im Stehen ein gewisser Orthostaseeffekt bemerkbar gemacht hatte. Herzfrequenzanstieg bei Belastung im Liegen (Abb. 1) führt somit zu keiner Änderung der Herzgröße. Bei hohen Frequenzen kann auch hier das Herzvolumen etwas abnehmen. Herzfrequenzanstieg bei Belastung im Stehen oder Sitzen, d.h. in senkrechter Körperposition, führt zu einer Herzvergrößerung, weil die durch Orthostase bedingte verminderte Füllung des Herzens bei Belastung wieder normalisiert wird. Nicht erforderliche Frequenzerhöhung kann dagegen zu einer Herzverkleinerung führen. Die Füllung des Herzens wird geringer, das Schlagvolumen wird kleiner. Entsprechend der hohen Herzfrequenz wird das Herzminutenvolumen aufrechterhalten.

Auch bei einigen Patienten mit dauernd erhöhtem Sympathikusantrieb schon im Ruhezustand kann die Herzfrequenzerhöhung zu einer Herzverkleinerung führen. Hier wäre nach Korrektur dieser überhöhten Herzfrequenz durch einen Betablocker eine Vergrößerung eines vorher zu kleinen Herzens zu erwarten.

So zeigen z.B. von 20 Normalpersonen diejenigen mit kleinem Herzen unter 700 ml eine durchschnittlich 8,5%ige Zunahme des Herzvolumens (Abb. 2). In den übrigen Bereichen war keine entscheidende Herzvolumenvergrößerung nachweisbar (Schnellbacher et al. 1974).

Diese Untersuchungen wurden mit einem Betablocker mit sog. „intrinsischer sympathikomimetischer Aktivität (ISA)“ gemacht; mit einem Betablocker ohne ISA wäre

Röntgenologische Herzvolumenbestimmung
Herausgegeben von M. Kaltenbach und H. Klepzig

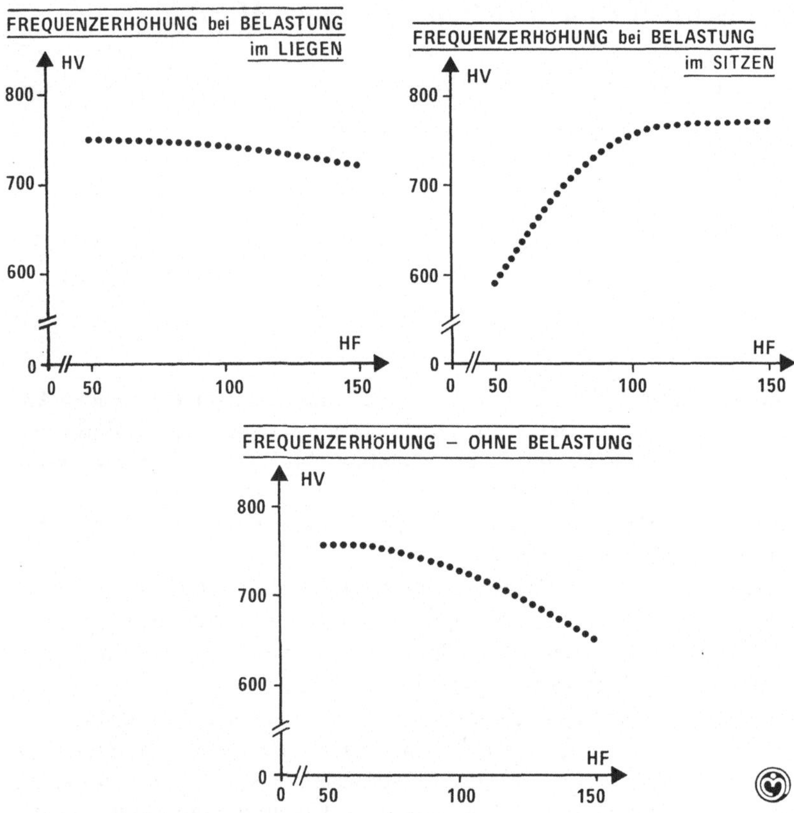

Abb. 1. Herzfrequenzerhöhung und Herzvolumen bei körperlicher Belastung im Liegen und Sitzen sowie bei künstlicher Erhöhung der Herzfrequenz durch Schrittmacher (schematische Darstellung)

die Wirkung wahrscheinlich etwas stärker ausgefallen. Die Gruppe, die mit Herzvergrößerung reagierte, hatte die höchsten Ausgangsherzfrequenzen und damit zusammenhängend den stärksten Frequenzabfall.

Abbildung 3 zeigt ein extremes Einzelbeispiel: Vor Gabe eines Betablockers beträgt das Herzvolumen 475 ml, der Quotient HV/KG 6,75 ml/kg. Nach Gabe von 10 mg Pindolol beträgt das Herzvolumen 715 ml, der Quotient HV/KG ist mit 10,2 ml/kg jetzt normal. Der Betablocker hat die überhöhte Ruheherzfrequenz von 100–110 auf 70–80 Schläge pro Minute reduziert.

Wenn wir eine solche Herzvergrößerung in früheren Jahren bei Patienten mit Regulationsstörungen schon nach wenigen Wochen körperlichen Trainings beobachtet haben, haben wir sie wahrscheinlich zu voreilig als Ergebnis eines schnellen Wachstums interpretiert. Wenigstens ein Teil einer solchen Vergrößerung ist jedoch durch die bessere Füllung infolge der trainingsbedingten vegetativen Umstellung und Korrektur des erhöhten Sympathikusantriebs möglich.

Die klinischen Konsequenzen aus diesen Beobachtungen lassen sich folgendermaßen zusammenfassen:

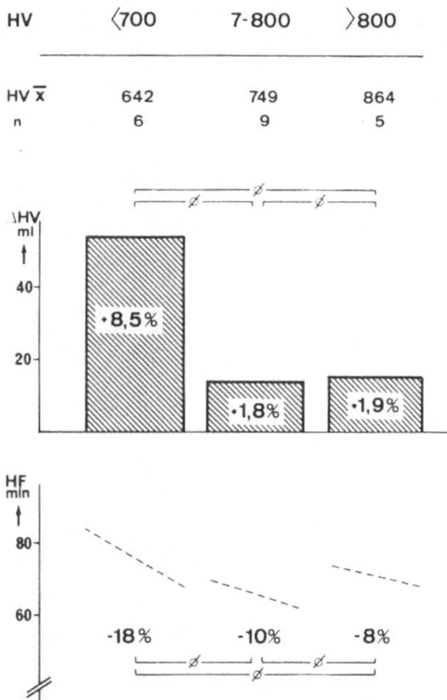

Abb. 2. Veränderung der Herzgröße (△ *HV*) und der Herzfrequenz (*HF*) nach Einnahme von 10 mg Pindolol in Abhängigkeit von absoluter Herzgröße (*HV*) und Ausgangsfrequenz

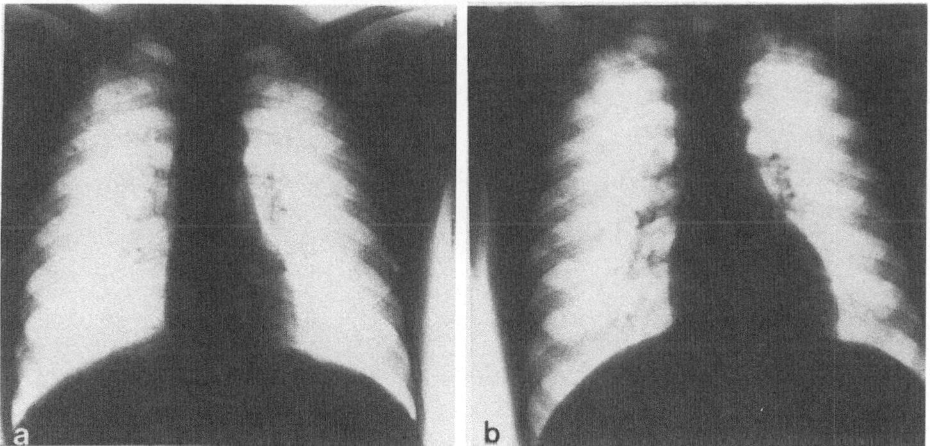

Abb. 3 a, b. Röntgenologische Darstellung des Therapieerfolgs bei einem 30jährigen, wegen Verdachts auf Myokarditis 3 Monate bettlägerigen Mann. **a** Ausgangsgröße, **b** nach 10 mg Pindolol. Werte vor und nach der Behandlung s. Text

1. Nicht jedes kleine Herz ist auch ein anatomisch kleines Herz.
2. Nicht jede Vergrößerung eines vorher kleinen Herzens entspricht einer Herzvergrößerung durch Wachstum oder pathologische Dilatation.

Literatur

1. Schnellbacher K, Roskamm H, Reindell H (1974) Der Einfluß der Beta-Rezeptoren-Blockade auf Leistungsfähigkeit, Haemodynamik und Herzgröße bei Normalpersonen. Herz Kreislaufforsch 6:432–437
2. Vatner SF, Franklin D, Higgings CB et al. (1972) Left ventricular response to severe exertion in untethered dogs. J Clin Invest 51:3052

Veränderungen der Herzgröße unter chronischer β-Blockade

P.K. Frisch

Klinik für Herz- und Gefäßkrankheiten der Krankenversorgung der Bundesbahnbeamten, Sodener Straße 43, 6240 Königstein

Obwohl das therapeutische Prinzip der Hemmung adrenerger Betarezeptoren noch jungen Datums ist, hat das Interesse an betarezeptorenblockierenden Substanzen eine ungewöhnliche Ausweitung in der theoretischen und praktischen Medizin erfahren. Die Wirkung einer Betasympathikolyse auf Herz und Kreislauf führt neben einer Pulsfrequenz- und Blutdrucksenkung sowie einer Verringerung des myokardialen Sauerstoffverbrauchs zu einer Herabsetzung des kardialen Auswurfvolumens und der Kontraktilität. Durch die damit verbundene Erhöhung des enddiastolischen Drucks und Volumens ist eine Zunahme der Herzgröße theoretisch denkbar. Da der Umfang dieser hämodynamischen Veränderungen abhängig von der betaadrenergen Ausgangslage und der Dosis eines Betablockers sowie seines individuellen Wirkungsspektrums ist, erschienen Untersuchungen darüber notwendig, ob durch Dauermedikation in therapeutischer Dosis bei Herz- und Kreislaufkranken eine solche Herzgrößenänderung eintreten würde, die möglicherweise zu Konsequenzen Anlaß geben könnte.

Beobachtungsgut

Es wurden 72 männliche aktive Bedienstete der Deutschen Bundesbahn, die sich in unserem Haus zur Kurbehandlung befanden, untersucht. Die Patienten konnten nach der klinisch-elektrokardiographisch und laborchemisch gesicherten Diagnose in folgende Gruppen eingeteilt werden:

1. 24 Postinfarktpatienten ohne gleichzeitige Digitalisierung bzw. Saluretikabehandlung in einem mittleren Alter von 50,8 Jahren;
2. 23 Postinfarktpatienten mit einer solchen zusätzlichen Medikation im mittleren Alter von 55,8 Jahren; (Infarkte lagen in beiden Gruppen mindestens 3, längstens 9 Monate zurück);
3. 16 Patienten mit gesicherter essentieller Hypertonie;
4. 9 Patienten mit rein funktionellen hyperton-hyperdynamen Kreislaufregulationsstörungen.

Ausgeschlossen waren Kranke, bei denen von vornherein eine Kontraindikation gegen die Behandlung mit Betarezeptorenblockern bestand.

Röntgenologische Herzvolumenbestimmung
Herausgegeben von M. Kaltenbach und H. Klepzig

Methodik

Die Röntgenaufnahmen wurden vor und nach 21tägiger Gabe des Betablockers im Liegen angefertigt. Die Frequenzmessungen erfolgten anhand der vor und unter der Medikation durchgeführten EKG-Kontrollen. Der Blutdruck wurde im Liegen nach Riva-Rocci bestimmt.

Bei allen Untersuchungen wurde darauf geachtet, daß die Messungen immer in Ruhe und zu derselben Tageszeit erfolgten. Die gewonnenen Einzelwerte wurden statistisch einem t-Test für gepaarte Meßwerte unterworfen und aus dem Produkt des Standardfehlers und der tabellarisch festgehaltenen t-Werte für die entsprechenden Freiheitsgrade (n–1) der 95%-Vertrauensbereich aus dem Mittelwert gewonnen.

Untersuchungsergebnis

Wie aus Abb. 1 hervorgeht, war ein signifikanter Rückgang der Ruhepulsfrequenz und des systolischen wie auch des diastolischen Blutdrucks in jeder der 4 untersuchten Gruppen nachweisbar. Die Frequenzsenkung ist in der Gruppe der Patienten mit funktionellen Regulationsstörungen am deutlichsten und beträgt im Mittel 33 Schläge pro Minute; bei den 3 anderen Gruppen liegt die Frequenzabnahme mit 18 (Gruppe 1), 20 (Gruppe 2) und 17 (Gruppe 3) auf vergleichbar niedriger Basis.

Abbildung 2 läßt erkennen, daß in keiner der 4 untersuchten Patientengruppen eine signifikante Größenänderung von der 1. zur 2. Herzgrößenbestimmung nachweisbar war. Die beobachteten geringfügigen Herzgrößenänderungen bei den einzelnen Patienten standen außerdem in keiner der 4 Gruppen in Relation zu der bei demselben Patienten gefundenen Änderung der Herzfrequenz, des systolischen und diastolischen Blutdrucks.

Diskussion

Aus den Untersuchungen geht hervor, daß die Patienten der Gruppe 1 (Patienten mit abgelaufenem Herzinfarkt ohne Digitalisbehandlung) Herzgrößendifferenzen in Ruhe vor und unter Atenololbehandlung aufweisen, die ebensowenig statistisch signifikant sind wie die der Gruppe 2, welche gleichzeitig unter Digitalisbehandlung standen. Ein Unterschied zwischen beiden Gruppen ist darin zu sehen, daß die Herzgröße der Patienten in der 1. Gruppe absolut und relativ gesehen niedriger lag. Die größere Streubasis der absoluten Herzgröße bei den Patienten mit essentieller Hypertonie hängt mit dem unterschiedlichen Schweregrad und der unterschiedlichen Erkrankungsdauer des Hochdrucks zusammen.

Die insgesamt recht kleinen Herzen bei Patienten mit funktionellen Störungen wiesen teilweise eine leichte Größenzunahme unter der Medikation mit Atenolol auf. Dies ist nicht nur auf die bei diesen Patienten ganz besonders intensive Trainingsbehandlung zurückzuführen, sondern zeigt auch einen bei den anderen Patientengruppen weniger deutlichen Trend dahingehend auf, daß bei kleinen Herzen eher mit einer Größenzunahme auf Betablocker zu rechnen ist als bei größeren Herzen. Gleichzeitig ist bei die-

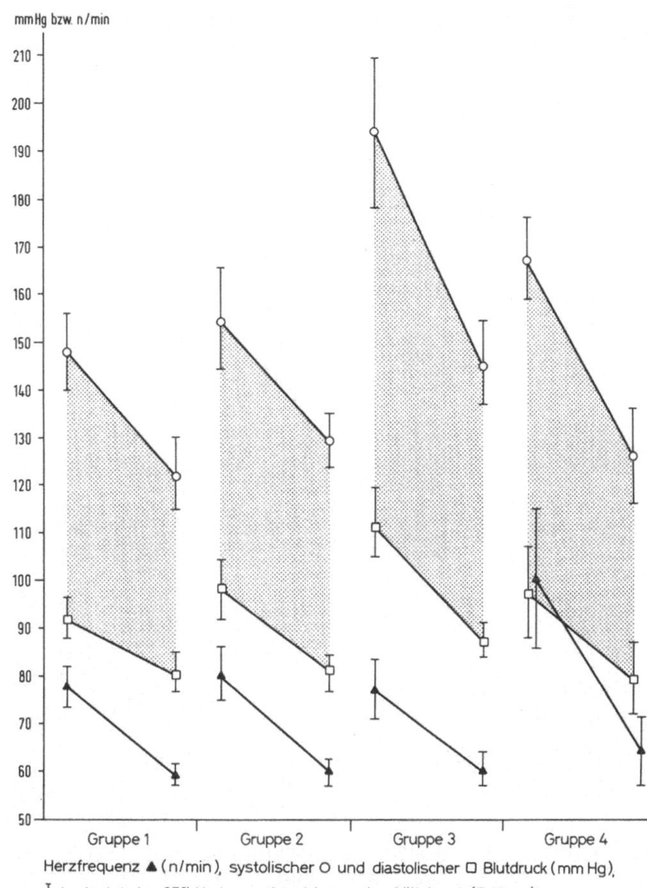

Abb. 1. Herzfrequenz, systolischer und diastolischer Blutdruck vor und nach einer 3 Wochen dauernden Behandlung mit 2mal 50 mg Atenolol. Gruppeneinteilung s. Text

sen Patienten die Frequenzabnahme am stärksten [2]. Dies entspricht Befunden, wie sie von Schnellbacher et al. [6] bei Normalpersonen in Ruhe und unter Belastung im Akutversuch gefunden wurden. Aus den Untersuchungen von Kaltenbach et al. [3] sowie König et al. [4] geht hervor, daß bei nichtkompensierten Patienten nach Betasympathikolyse meist eine leichte, aber nicht signifikante Herzgrößenzunahme in Ruhe eintritt. Deutlichere und signifikante Zunahmen der Herzgröße wurden von Liesen u. Hollman [5] bei Gesunden während körperlicher Belastung und Sympathikolyse beobachtet. Bei eigenen Untersuchungen mit Practolol an 50 Herzkranken waren in 25% der Fälle Herzgrößenzunahmen bis 10% nachweisbar, in 7% ein ebenso großer Rückgang. Die Mehrzahl der Patienten aber zeigte keine signifikante Änderung [1]. Aus intrakardialen Druckmessungen geht hervor, daß aus einem erhöhten Sympathikotonus und gesteigerter Kontraktilität bei normalem Minutenvolumen eine funktionelle Verkleinerung des Herzens resultieren kann, sich aber durch Verringerung des sympathi-

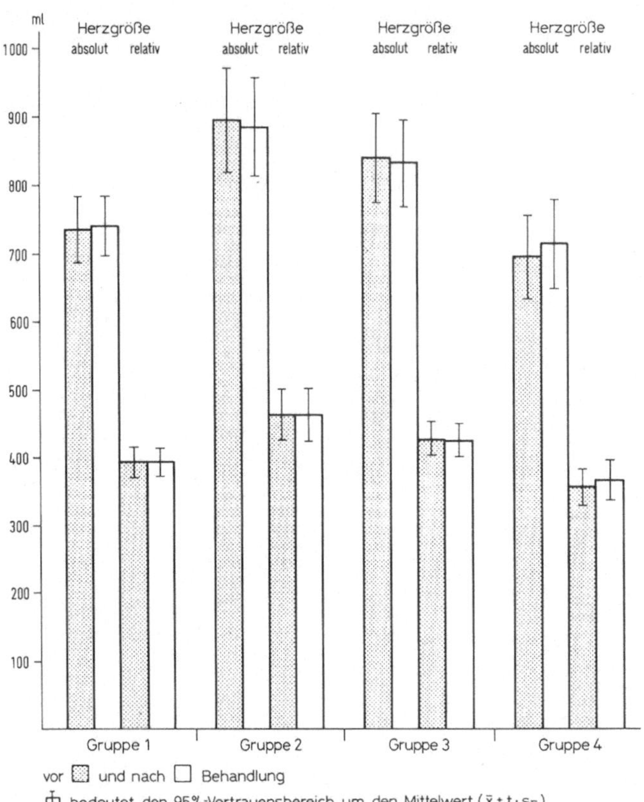

Abb. 2. Absolute und relative Herzgrößen vor und nach einer 3 Wochen dauernden Behandlung mit 2mal 50 mg Atenolol. Gruppeneinteilung s. Text

schen Antriebs ausgleichen läßt. Diese beiden Faktoren sind offensichtlich maßgebend für die in Ruhe nur recht geringen, nicht signifikanten Größenschwankungen vor und unter Betablockade bei Herz-Kreislauf-Kranken. Hieraus ergibt sich als praktische Schlußfolgerung, daß eine starke Größenänderung des Herzens bei Betablockerbehandlung Anlaß zur Überprüfung dieser Therapie sein sollte.

Zusammenfassung

Bei 47 Patienten mit abgelaufenem Herzinfarkt, 16 Hochdruckkranken und 9 Patienten mit funktionellen Kreislaufstörungen wurde das Verhalten von Herzgröße, Herzfrequenz und Blutdruck in Ruhe vor und nach 3wöchiger Medikation mit 2mal 50 mg Atenolol pro Tag untersucht. Während bei allen Patienten ein signifikanter Rückgang der Frequenz und des Blutdrucks zu beobachten war, ergab sich für die röntgenologisch bestimmte Herzgröße im Liegen keine gerichtete Veränderung. Eine Überprüfung der Therapie mit Betablockern erscheint bei stärkeren Herzgrößenschwankungen erforderlich.

Literatur

1. Frisch P (1971) Veränderungen von Puls, Blutdruck, Herzgröße und EKG unter Practolol (ICI 50172). Med Klin 39:1303
2. Frisch P (1978) Herzgröße, Puls und Blutdruck in Ruhe unter Atenolol. Med Klin 42:1477
3. Kaltenbach M, Becker HJ, Kober G, Emden vd (1970) Veränderung der Haemodynamik des linken Ventrikels und der Herzgröße unter verschiedenen Beta-Rezeptoren-Blockern. Verh Dtsch Ges Inn Med 76:232
4. König K, Gebhardt W, Ullmann HW, Reindell H (1968) Veränderungen des Herzvolumens sowie einiger wichtiger spiroergometrischer Parameter nach Rezeptoren-Blockade. Z Kreislaufforsch 57:415
5. Liesen H, Hollmann W (1972) Die Wirkung eines körperlichen Trainings unter Beta-Rezeptoren-Blockade auf Herzgröße, Blutvolumen und den Arbeitsmuskelstoffwechsel. Verh Dtsch Ges Kreislaufforsch 38:147
6. Schnellbacher K, Roskamm H, Reindell H (1974) Der Einfluß einer Beta-Rezeptoren-Blockade auf Leistungsfähigkeit, Haemodynamik und Herzgröße bei Normalpersonen. Herz Kreislaufforsch 8:432

Veränderungen der Herzgröße durch Nitrate und Molsidomin

U. Heidenreich, P.K. Frisch und H. Klepzig

Klinik der Krankenversorgung der Bundesbahnbeamten, Sodener Straße 43, 6240 Königstein

Bender [2], Rutsch et al. [14], Karsch et al. [7], Cyran u. Bolte [4] und Schartl et al. [15] haben auf dem 1. und 2. Molsidomin-Symposium 1978 und 1979 berichtet, daß die antianginöse Wirksamkeit von Isosorbiddinitrat (ISDN) und Molsidomin auf dem gleichen Grundprinzip beruht: Durch eine Weitstellung des venösen Systems, das sog. Blood-pooling, kommt es zu einer signifikanten Abnahme der Vorlast des Herzens. Der Rückgang des angebotenen Blutvolumens führt im linken Ventrikel zu einer Verminderung des enddiastolischen Füllungsdrucks und damit zu einer Reduktion der myokardialen Wandspannung. Dadurch wird die Durchblutung der Myokardinnenschichten, die für den pektanginösen Schmerz verantwortlich sind, rasch verbessert.

Kraupp [10] und Schweizer et al. [16] konnten darüber hinaus lävokardiographisch bzw. echokardiographisch nachweisen, daß die Größe des linken Ventrikels bei Koronarkranken unter ISDN und Molsidomin abnimmt.

Ziel der folgenden Untersuchungen war es, zu überprüfen, inwieweit das röntgenologisch bestimmte Herzvolumen nach einmaliger Gabe von Molsidomin und ISDN akut beeinflußt wird.

Patientenauswahl

Es wurden 22 Patienten in die Studie aufgenommen. Bei 5 dieser Patienten lag keine nachweisbare Herzerkrankung vor; 5 Patienten litten unter Herzrhythmusstörungen im Sinne einer ventrikulären Extrasystolie oder absoluten Arrhythmie, 9 Patienten hatten eine koronare Herzkrankheit mit Zustand nach Herzinfarkt, 2 Patienten Aorten- oder Mitralvitien. Bei einem weiteren Patienten war bereits ein operativer Ersatz der Aortenklappe erfolgt.

Methode

Diese 22 Patienten wurden randomisiert in 2 Gruppen eingeteilt. Hinsichtlich Herzgröße, systolischen und diastolischen Blutdrucks sowie der Pulsfrequenz bestanden vor Einnahme der Medikamente in beiden Gruppen keine signifikanten Unterschiede.

Nach Anfertigung einer Herzvolumenröntgenaufnahme nach Kahlstorf u. Rohrer [6] in Modifikation von Musshoff u. Reindell [11, 12] sowie Klepzig u. Frisch [8] er-

Röntgenologische Herzvolumenbestimmung
Herausgegeben von M. Kaltenbach und H. Klepzig

hielten jeweils 11 Patienten 10 mg ISDN und 11 Patienten 4 mg Molsidomin sublingual.

Zur Zeit der maximalen Wirkung, d.h. ca. 20 min nach Einnahme von ISDN und ca. 90 min nach Einnahme von Molsidomin [14], erfolgte eine erneute Herzvolumenbestimmung nach der oben angeführten Methode.

Jeweils direkt vor den Herzvolumenbestimmungen, also das erste Mal vor Medikamenteneinnahme, wurden der Blutdruck unblutig und die Pulsfrequenz registriert. Zwischen den beiden Untersuchungen ruhten die Patienten. Molsidomin und ISDN wurden etwa 18 h vor der Herzvolumenbestimmung abgesetzt, die übrigen Medikamente wie Digitalis, Antihypertonika, Betablocker und Diuretika wurden unverändert weitergegeben.

Ergebnisse

Innerhalb der ISDN-Gruppe (s. Abb. 1 und Tabelle 1) war bei 10 von 11 Patienten eine Verkleinerung des Herzvolumens zu verzeichnen. Bei einem durchschnittlichen absoluten Herzvolumen von 882,7 ± 150,4 ml vor ISDN-Gabe betrug die Abnahme im Mittel 51,8 ml, entsprechend 5,7%, auf durchschnittlich 830,9 ml ± 147,3 ml. Diese Verkleinerungen waren mit $p < 0,01$ signifikant.

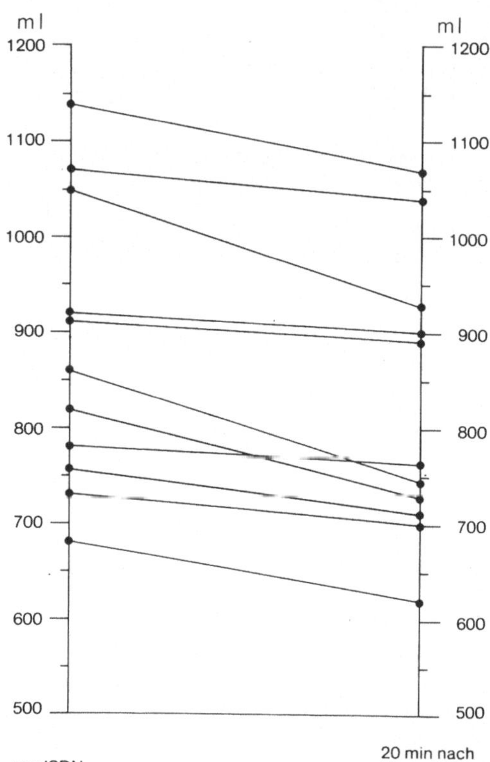

Abb. 1. HV-Veränderungen unter Isosorbiddinitrat

Tabelle 1. Veränderungen von Herzvolumen, Blutdruck und Puls unter ISDN

	HV [ml] Vor ISDN	RR_{syst} [mmHg]	RR_{diast} [mmHg]	Puls [1/min]	HV [ml] Nach ISDN	RR_{syst} [mmHg]	RR_{diast} [mmHg]	Puls [1/min]	Δ [%] HV	Δ [%] RR_{syst}	Δ [%] RR_{diast}	Δ [%] Puls
1.	675	160	90	76	620	130	80	88	– 8	–19	–11	+16
2.	1140	130	80	114	1070	120	80	120	– 6	– 8	± 0	+ 5
3.	730	0	0	0	740	0	0	0	+ 1	0	0	0
4.	780	0	0	0	765	0	0	0	0	– 2	0	0
5.	920	0	0	0	900	0	0	0	– 2	0	0	0
6.	1070	130	70	72	1040	135	70	72	– 3	+ 4	± 0	± 0
7.	860	150	85	72	745	130	90	84	–13	–13	+ 6	+17
8.	910	130	90	64	890	120	70	64	– 2	– 8	–22	+ 0
9.	1050	150	80	76	930	145	75	84	–11	– 3	– 6	+11
10.	755	110	80	102	710	105	80	108	– 6	– 5	± 0	+ 6
11.	820	160	90	76	730	115	80	72	–11	–28	–11	– 5

Tabelle 2. Herzvolumen-, Blutdruck- und Pulsänderungen unter Molsidomin

	HV [ml] *Vor* Molsidomin	RR_{syst} [mmHg]	RR_{diast} [mmHg]	Puls [1/min]	HV [ml] *Nach* Molsidomin	RR_{syst} [mmHg]	RR_{diast} [mmHg]	Puls [1/min]	Δ [%] HV	Δ [%] RR_{syst}	Δ [%] RR_{diast}	Δ [%] Puls
1.	620	140	90	76	585	110	60	64	– 6	–21	–33	–16
2.	1100	160	100	96	1020	130	90	88	– 7	–19	–10	– 8
3.	1005	170	90	84	1000	170	80	80	– 0,5	± 0	–13	– 5
4.	1080	135	95	72	1080	135	95	72	± 0	± 0	± 0	± 0
5.	900	140	90	78	890	130	80	84	– 1	– 7	–11	+ 8
6.	705	145	100	72	695	145	100	76	– 1	± 0	± 0	+ 6
7.	960	120	80	84	920	115	80	84	– 4	– 4	± 0	± 0
8.	1120	150	90	120	1010	140	90	116	–10	– 7	± 0	– 3
9.	560	0	0	0	550	0	0	0	– 2	0	0	0
10.	970	150	90	80	920	115	75	84	– 5	–23	– 6	+ 5
11.	1160	145	90	84	1180	130	80	84	+ 2	–10	–11	± 0

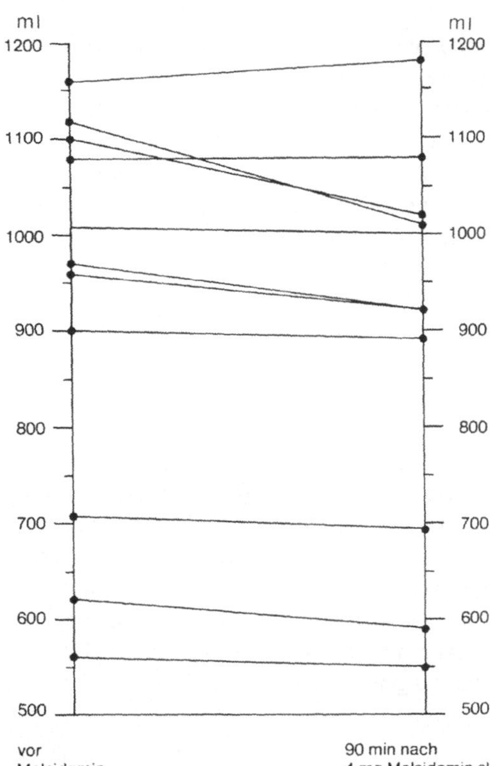

Abb. 2. HV-Veränderungen unter Molsidomin

Nach der Einnahme von Molsidomin (s. Abb. 2 und Tabelle 2) zeigten 9 von 11 Patienten eine Abnahme der Herzgröße. Die durchschnittliche Verkleinerung betrug 30 ml, entsprechend 3,1% des Ausgangswertes. Das absolute Herzvolumen nahm damit von durchschnittlich 925 ± 208 ml auf im Mittel 895 ± 202,9 ml ab. Diese etwas geringer als unter ISDN ausgeprägten Veränderungen waren mit $p < 0{,}05$ ebenfalls signifikant.

Die mit der röntgenologischen Herzvolumenbestimmung errechnete globale Herzgröße zeigte somit nach einer einmaligen Gabe von ISDN und Molsidomin zwar keine große, aber doch eine signifikante Abnahme.

Insgesamt waren solche Verkleinerungen des absoluten Herzvolumens zwischen 0,5 und 13% des Ausgangswertes bei 19 der 22 Patienten zu verzeichnen.

Von diesen 19 Patienten zeigten 10 eine deutlich überdurchschnittliche Abnahme mit Werten zwischen 35 und 120 ml, entsprechend 5–13% des absoluten Herzvolumens. Diese 10 Patienten hatten vorher nicht unter einer Dauertherapie mit ISDN oder Molsidomin gestanden.

Umgekehrt zeigte die Patientengruppe, die aufgrund einer koronaren Herzkrankheit bereits seit längerem mit diesen beiden Medikamenten behandelt wurde, die geringsten Veränderungen.

Parallel zu den genannten Veränderungen des Herzvolumens unter den beiden Substanzen fanden wir innerhalb der ISDN-Gruppe (s. Tabelle 1) eine mit $p < 0{,}05$ signifikante Senkung des systolischen Blutdrucks um durchschnittlich 15 mmHg und einen mit $p < 0{,}05$ signifikanten Anstieg der Pulsfrequenz um durchschnittlich 5 Schläge pro Minute. Der diastolische Blutdruck zeigte unter ISDN keine signifikante Veränderung.

Innerhalb der Molsidomin-Gruppe (s. Tabelle 2) nahm der systolische Blutdruck im Durchschnitt um 13,5 mmHg signifikant ab ($p < 0{,}05$). Der diastolische Blutdruck sank ebenfalls signifikant ($p < 0{,}05$) im Mittel um 8,5 mmHg. Die Pulsfrequenz zeigte unter Molsidomin keine signifikante Veränderung.

Zusammenfassung

Molsidomin und Isosorbiddinitrat bewirken bei einmaliger Gabe eine zwar nicht ausgeprägte, jedoch statistisch signifikante Abnahme des röntgenologisch bestimmten Herzvolumens.

Am deutlichsten war dieser Effekt bei Patienten, die zuvor noch nicht mit diesen Substanzen dauerbehandelt worden waren.

Dieses Ergebnis stimmt gut mit den Ergebnissen anderer Autoren überein, die über lävographisch [10] und echokardiographisch [16] nachgewiesene Verkleinerungen des linken Ventrikels nach Gabe von ISDN und Molsidomin berichten.

Abschließend möchten wir Herrn Dr. med. Harald Klepzig für die statistischen Berechnungen danken.

Literatur

1. Axen O, Lindgren E, Malmström G (1946) Till kännedom om mötfelen vid Liljestrand-Lysholm-Nykin-Zachrisson metod för hjärtvolymbestämning. Nord Med 29:592
2. Bender F (1981) Beeinflussung der myokardialen Hypoxie bzw. Ischaemie bei Angina pectoris und Myokardinfarkt unter Molsidomin. 2. Molsidomin-Symposium, Moskau 1979. Med Klin 76:42
3. Caesar K, Wegener B, Hossmann K (1980) Wirkung von Isosorbiddinitrat auf Blutdruck, peripheren Gefäßwiderstand und venöse Kapazität bei Patienten mit arterieller Hypertonie. In: Rudolph W, Schrey A (Hrsg) Nitrate II, 2. Nitratsymposium, Berlin 1978. Urban & Schwarzenberg, München Wien Baltimore, S 58
4. Cyran J, Bolte HD (1979) Messungen von Größen der Pumpfunktion und Kontraktilität unter Einfluß von Molsidomin bei Patienten mit koronarer Herzkrankheit. In: Lochner W, Bender F (Hrsg) Molsidomin, 1. Molsidomin-Symposium, München 1978. Urban & Schwarzenberg, München Wien Baltimore, S 119
5. Friedmann CE (1951) Heart volume, myocardial volume and aortal capacity of the heart cavities in certain chronic heart disease. Acta Med Scand 140:243
6. Kahlstorf A (1937) Über eine orthographische Herzvolumenbestimmung. ROEFO 45:123
7. Karsch KR, Rentrop KP, Blanke H, Krenzer H (1979) Einfluß von Molsidomin auf die Haemodynamik bei koronarer Herzkrankheit. In: Lochner W, Bender F (Hrsg) Molsidomin, 1. Molsidomin-Symposium, München 1978. Urban & Schwarzenberg, München Wien Baltimore, S 79
8. Klepzig H, Frisch P (1965) Roentgenologische Herzgrößenbestimmung. Thieme, Stuttgart
9. Kober G, Bussmann WD, Kaltenbach M (1980) Die linksventrikuläre Kontraktionsreserve bei der koronaren Herzkrankheit. In: Rudolph W, Schrey A (Hrsg) Nitrate II, 2. Nitrat-Symposium, Berlin 1978. Urban & Schwarzenberg, München Wien Baltimore, S 141
10. Kraupp O (1976) Grundlagen der Nitrattherapie der koronaren Herzkrankheit. In: Rudolph W, Siegenthaler W (Hrsg) Nitrate, 1. Nitrat-Symposium, Stockholm 1975. Urban & Schwarzenberg, München Wien Baltimore, S 3

11. Musshoff K, Reindell H (1956) Zur Roentgenuntersuchung des Herzens in horizontaler und vertikaler Körperstellung. I. Mitteilung: Der Einfluß der Körperstellung auf das Herzvolumen. Dtsch Med Wochenschr 81:1001
12. Musshoff K, Reindell H (1957) Zur Roentgenuntersuchung des Herzens in horizontaler und vertikaler Körperstellung. II. Mitteilung: Der Einfluß der Körperstellung auf die Herzform. Dtsch Med Wochenschr 82:26
13. Rudolph W, Dacian S, Dirschinger J, Flech E, Loracher C, Redl A (1980) Änderung der regionalen Myocarddurchblutung und der linksventrikulären Wandbewegung nach Nitraten. In: Rudolph W, Siegenthaler W (Hrsg) Nitrate, 1. Nitrat-Symposium, Stockholm, 1975. Urban & Schwarzenberg, München Wien Baltimore, S 94
14. Rutsch W, Krais Th, Paeprer H, Schmutzler H (1979) Vergleich der zentralen und peripheren Haemodynamik von Molsidomin, Isosorbiddinitrat und Nifedipin unter Ruhe- und Belastungsbedingungen bei Koronarinsuffizienz. In: Lochner W, Bender F (Hrsg) Molsidomin, 1. Molsidomin-Symposium, München, 1978. Urban & Schwarzenberg, München Wien Baltimore, S 84
15. Schartl M, Botsch H, Rutsch W, Schmutzler H (1981) Untersuchung zur Beeinflussung von Vorlast, Venenkapazität und Blutumverteilung unter Molsidomin. 2. Molsidomin-Symposium Moskau, 1979. Med Klin 76:39
16. Schweizer P, Meyer J, Erbel R, Merx W, Krebs W (1981) Klinischpharmakologische, echokardiographisch-haemodynamische Untersuchungen mit Molsidomin. 2. Molsidomin-Symposium, Moskau 1979. Med Klin 76:161
17. Stauch M, Adam WE, Geffers H, Sigel H, Bitter F, Kress P (1979) Austreibungsfraktion und Mobilität des linken Ventrikels in Ruhe und unter Belastung vor und nach Molsidomin. In: Lochner W, Bender F (Hrsg) Molsidomin. 1. Molsidomin-Symposium, München 1978. Urban & Schwarzenberg, München Wien Baltimore, S 111

Herzgröße unter akuter und chronischer Gabe von Kalziumantagonisten

R. Hopf und M. Kaltenbach

Zentrum für innere Medizin, Abteilung für Kardiologie, Klinikum der Johann Wolfgang Goethe-Universität, Theodor-Stern-Kai 7, 6000 Frankfurt 70

Seit 1973 werden hypertrophische Kardiomyopathien auch mit Kalziumantagonisten behandelt [4, 5]. Damit wurde für diese Substanzgruppe, insbesondere jedoch für Verapamil, ein neues Indikationsgebiet geschaffen. Hierbei schien es zunächst überraschend, daß die Herzgröße unter chronischer Therapie abnahm, da aus tierexperimentellen Untersuchungen bekannt war, daß Verapamil einen negativ inotropen Effekt hat [1, 6]. Die negative Inotropie ließ sich jedoch nach intravenöser Applikation beim Menschen klinisch nicht objektivieren. Hämodynamisch ließen sich neben einer Abnahme des systolischen und diastolischen linksventrikulären Druckes eine gleichbleibende oder sogar verbesserte Kontraktilität und ein Anstieg der Herzfrequenz nachweisen [2, 7]. Um kardiale Effekte von Verapamil beurteilen zu können, ist die intravenöse Gabe von Verapamil ungeeignet, da die periphere Vasodilatation zu einer sympathischen Gegenregulation führt. Es schien deshalb bedeutungsvoll, im Vergleich zur chronischen Wirkung auch die akuten, ausschließlich kardialen Effekte nach intrakoronarer Applikation und die akuten systemischen Effekte nach oraler Verabfolgung von Verapamil zu untersuchen. Für die Behandlung der hypertrophischen Kardiomyopathie können die Resultate wichtige Hinweise auf den Wirkungsmechanismus der kalziumantagonistischen Therapie liefern.

Patienten und Methoden

Um die ausschließlich kardialen Effekte von Verapamil auf die Hämodynamik zu untersuchen, wurde das Medikament bei 6 Patienten mit koronarer Herzkrankheit intrakoronar appliziert. Es handelte sich hierbei um 5 Männer und 1 Frau im Alter von 41–65, im Mittel von 54 Jahren. Verapamil wurde in 3 Fällen in die rechte und in weiteren 3 Fällen in die linke Kranzarterie injiziert. Die Dosis variierte von 1 bis 2,5 mg, sie betrug im Mittel 1,9 mg. Die Injektionsdauer betrug 1 min. Die haemodynamischen Veränderungen wurden nach 5 min registriert.

Die Effekte einer oralen Medikation wurden bei 13 Patienten mit hypertrophischer Kardiomyopathie untersucht, denen eine einmalige Dosis von 160 mg Verapamil verabfolgt wurde. Die haemodynamischen Auswirkungen wurden nach 60 min gemessen. Es handelte sich hierbei um 9 Männer und 4 Frauen im Alter von 20–59, im Mittel 41,9 Jahren. In 9 dieser Fälle bestand eine linksventrikuläre Obstruktion.

Röntgenologische Herzvolumenbestimmung
Herausgegeben von M. Kaltenbach und H. Klepzig

Zur Unterscheidung zwischen Medikamenten- und anderen auf die Katheteruntersuchung einschließlich Angiokardiographie und Koronarangiographie zurückzuführenden Effekten wurde bei 10 Patienten mit koronarer Herzkrankheit die linksventrikuläre Haemodynamik vor und nach der routinemäßig durchgeführten Herzkatheteruntersuchung bestimmt. Es handelte sich hierbei um 9 Männer und 1 Frau im Alter von 41–64, im Mittel 51,3 Jahren.

Um zu überprüfen, ob die haemodynamischen Auswirkungen nach oraler Verapamilgabe auch mittels des Herzvolumens erfaßt werden können, wurde eine Herzvolumenbestimmung vor und 60 min nach oraler Gabe von 160 mg Verapamil durchgeführt. Hierbei handelte es sich um 12 Patienten (2 Frauen und 10 Männer) mit hypertrophischer Kardiomyopathie und 6 mit koronarer Herzkrankheit (ausschließlich Männer). Das Alter lag zwischen 18 und 66, im Mittel bei 45 Jahren. Die Herzvolumenbestimmung erfolgte im Liegen in Bauchlage bei posteroanteriorem Strahlengang und linksanliegend mit einem Film-Fokus-Abstand von 2 m.

Ergebnisse

Nach intrakoronarer Gabe von im Mittel 1,9 mg Verapamil bei den 6 Patienten mit koronarer Herzkrankheit (KHK) nahm der linksventrikuläre systolische Druck signifikant von 137 auf 118 mmHg ab. Die geringfügige Erniedrigung des Füllungsdruckes von 23 auf 21 mmHg ließ sich statistisch nicht sichern. Bei einer leichten Senkung der Herzfrequenz von 75 auf 71/min konnte eine signifikante Abnahme der maximalen Druckanstiegsgeschwindigkeit von 1831 auf 1350 mmHg/s objektiviert werden. Die Änderungen des Kontraktionsverhaltens und der Herzfrequenz gingen hierbei nicht immer parallel (Abb. 1).

Die 5 min nach intrakoronarer Applikation bestimmten Verapamilplasmaspiegel lagen bei 9 ng/ml, so daß eine systemische Wirkung zur Erklärung der haemodynamischen Effekte auszuschließen ist.

Die deutliche negative Inotropie nach intrakoronarer Gabe von Verapamil läßt sich, wie an Einzelbeispielen belegt, auch angiographisch nachweisen, indem es zu einer Zunahme des enddiastolischen Volumens bei einer Abnahme der linksventrikulären Druckanstiegsgeschwindigkeit kommt (Abb. 2).

Bei den 13 Patienten mit hypertrophischer Kardiomyopathie (HCM) führte die einmalige Gabe von 160 mg Verapamil oral nach 60 min ebenfalls zu einer signifikanten Abnahme des linksventrikulären systolischen Druckes von 130 auf 117 mmHg. Die Senkung des Füllungsdruckes von 21 auf 19 mmHg war statistisch nicht signifikant, wenn auch im Einzelfall eine deutliche Abnahme beobachtet werden konnte. Die linksventrikuläre maximale Druckanstiegsgeschwindigkeit wurde signifikant von 3311 auf 2769 mmHg/s erniedrigt, ebenso der linksventrikuläre Gradient bei den 9 Patienten mit Obstruktion von 84 auf 55 mmHg. Die Herzfrequenz blieb praktisch unverändert, sie betrug vor Verapamilgabe 74 und danach 73/min (Abb. 3).

Bei den 10 Patienten mit koronarer Herzkrankheit, bei denen als Kontrollgruppe die linksventrikuläre Haemodynamik vor und nach Durchführung der routinemäßigen Herzkatheteruntersuchung bestimmt wurde, fand sich nur eine signifikante Änderung. Dies war der wohl kontrastmittel- und damit volumenbedingte Anstieg des Füllungs-

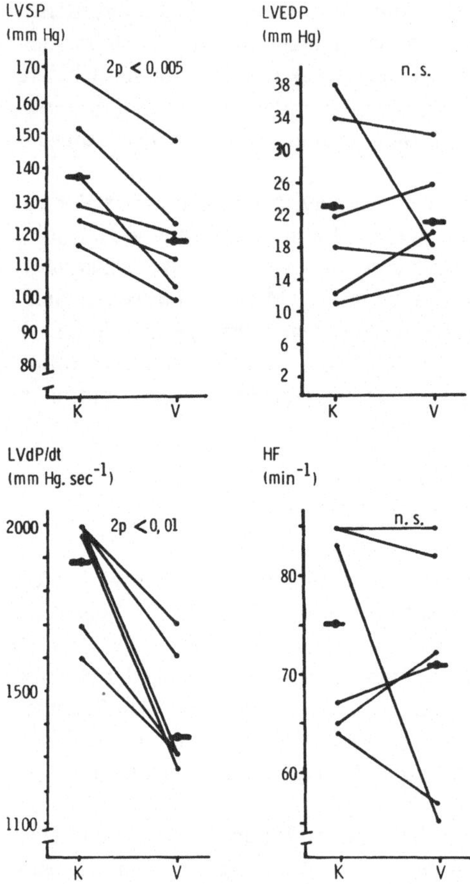

Abb. 1. Linksventrikuläre Hämodynamik bei 6 Koronarkranken vor und nach Gabe von im Mittel 1,8 mg Verapamil intrakoronar (n = 6; KHK). Es kommt zu einer signifikanten Abnahme des linksventrikulären systolischen Druckes (*LVSP*) und der Kontraktilität (*LVdP/dt*). Der linksventrikuläre Füllungsdruck (*LVEDP*) und die Herzfrequenz (*HF*) bleiben im Mittel unverändert

druckes von 22 auf 28 mmHg. Eine geringfügige Abnahme des systolischen Druckes von 155 auf 145 mmHg war ebensowenig signifikant wie die Abnahme der Kontraktilität von 2470 auf 2460 mmHg/s und der Herzfrequenzanstieg von 82 auf 87/min (Abb. 4).

Die einmalige orale Applikation von 160 mg Verapamil führte bei den 12 Patienten mit hypertrophischer Kardiomyopathie und 6 Patienten mit koronarer Herzkrankheit in 12 Fällen zu einer Zunahme des Herzvolumens (Abb. 5). Im Mittel des Gesamtkollektivs nahm das Herzvolumen von 830 ± 169 auf 857 ± 176 ml/1,73 m^2 Körperoberfläche zu. Diese Änderung war statistisch signifikant ($p < 0{,}01$).

Von den 12 Patienten mit hypertrophischer Kardiomyopathie waren 9 zuvor 15–73, im Mittel 45,6 Monate lang, mit täglich 480 mg Verapamil oral behandelt worden. Im Laufe der Behandlung hatte sich das Herzvolumen bei 7 der 9 Patienten verkleinert. Es hatte im Mittel der 9 Patienten signifikant von 909,4 ± 115,2 auf 797,8 ± 146,7 ml/

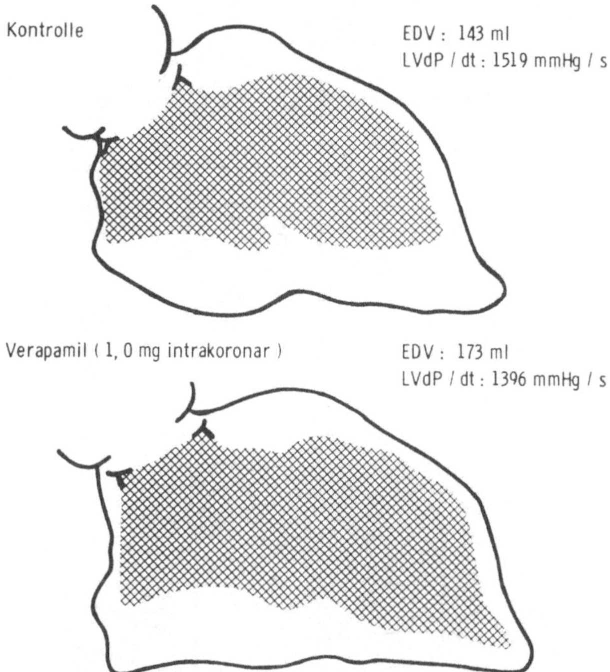

Abb. 2. Patient: FU. F., männlich, 67 Jahre. Beispiel für die negative Inotropie nach intrakoronarer Gabe von 1,0 mg Verapamil. Das enddiastolische Volumen (*EDV*) nimmt von 143 auf 173 ml zu, die linksventrikuläre maximale Druckanstiegsgeschwindigkeit (*LVdP/dt*) nimmt von 1519 auf 1396 mmHg/s ab

1,73 m^2 Körperoberfläche abgenommen. Nach einer 2wöchigen Therapiepause konnte eine statistisch nicht signifikante geringfügige Größenzunahme auf 821,5 ± 180,8 ml/ 1,73 m^2 beobachtet werden. Die Akutgabe von 160 mg Verapamil oral führte innerhalb von 60 min zu einer Vergrößerung des Herzvolumens auf 839,9 ± 192,8 ml/1,73 m^2. Nach Wiederaufnahme der Therapie mit 480 mg Verapamil täglich nahm das Herzvolumen im Laufe von 2–3 Wochen auf 734,7 ± 274,6 ml/1,73 m^2 ab. Wegen großer individueller Schwankungen ließ sich diese Änderung statistisch nicht sichern (Abb. 6).

Diskussion

Die intravenöse Gabe von Verapamil führt, insbesondere bei rascher Injektion, zu starker peripherer Dilatation im Arteriolenbereich mit nachfolgendem reflektorischen Anstieg der Herzfrequenz. Dadurch läßt sich keine signifikante Änderung der myokardialen Kontraktilität nachweisen. Bei oraler Medikation bleibt eine reflektorische Herzfrequenzsteigerung aus. Bei chronischer Langzeitbehandlung ließ sich die aus experimentellen Befunden her bekannte negative Chronotropie nachweisen, indem die Frequenz im Mittel um 7% abnahm.

Die nach intravenöser Gabe zu beobachtende Senkung des linksventrikulären Füllungsdruckes war nach oraler Gabe zwar nachweisbar, statistisch jedoch nicht zu si-

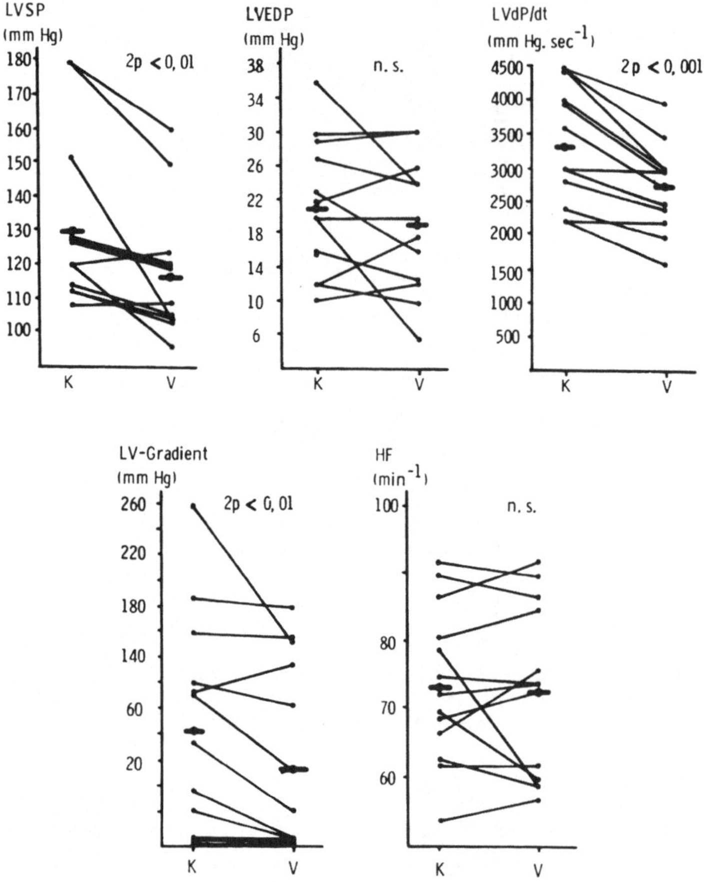

Abb. 3. Linksventrikuläre Hämodynamik bei 13 Patienten mit hypertrophischer Kardiomyopathie vor und nach Gabe von 160 mg Verapamil oral (n = 13; HCM; 60 min). Der linksventrikuläre systolische Druck (*LVSP*), die Kontraktilität (*LVdP/dt*) und der linksventrikuläre Druckgradient nehmen signifikant ab, wohingegen der linksventrikuläre Füllungsdruck (*LVEDP*) und die Herzfrequenz (*HF*) unverändert bleiben

chern. Da hingegen das alleinige Procedere der Herzkatheteruntersuchung zu einer signifikanten Steigerung des Füllungsdruckes führt, kann auch nach oraler Gabe von einer wirkungsvollen Füllungsdrucksenkung ausgegangen werden (Tabelle 1).

Die Abnahme der linksventrikulären maximalen Druckanstiegsgeschwindigkeit ist wohl dosisabhängig. Unter klinischen Bedingungen ist infolge gleichzeitiger Senkung des Füllungsdruckes nicht mit einer kardialen Dekompensation zu rechnen. Dennoch ließ sich eine zahlenmäßig zwar geringe, statistisch jedoch gesicherte Zunahme des röntgenologisch bestimmten Herzvolumens nachweisen. Diese Zunahme ist auf eine Änderung der linksventrikulären Haemodynamik zurückzuführen, wie angiographisch in Einzelfällen gezeigt werden konnte.

Die bei der chronischen Therapie hypertrophischer Kardiomyopathien mit Verapamil beobachtete Herzverkleinerung kann hingegen nicht durch haemodynamische Ef-

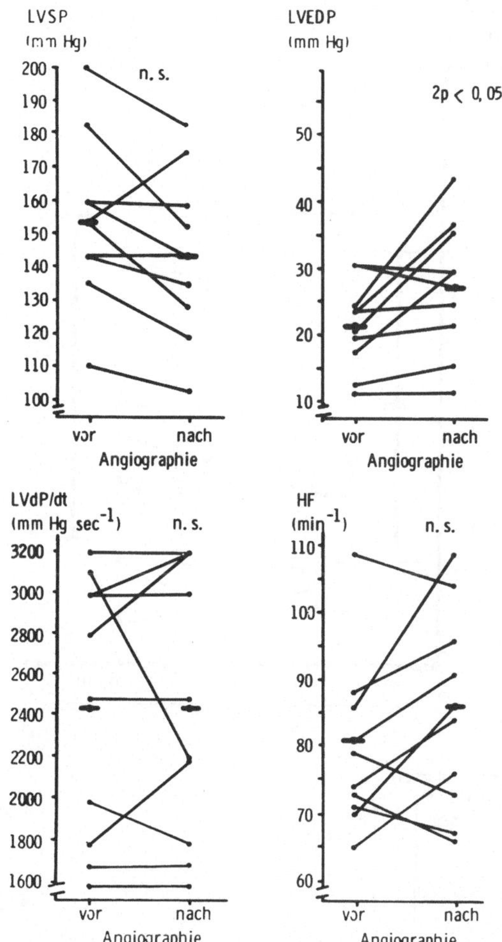

Abb. 4. Als Folge der Herzkatheteruntersuchung bei 10 Patienten mit koronarer Herzkrankheit steigt der linksventrikuläre Füllungsdruck (*LVEDP*) signifikant an (n = 10; KHK). Der systolische Druck (*LVSP*), die maximale Druckanstiegsgeschwindigkeit (*LVdP/dt*) und die Herzfrequenz (*HF*) ändern sich nicht sicher

Tabelle 1. Prozentuale Änderungen hämodynamischer Parameter nach oraler und intrakoronarer Gabe von Verapamil. Signifikante Änderungen sind in halbfetten Zahlen dargestellt

Diagnose	Applikation	Änderungen in %				
		LVSP	LVEDP	LVdP/dt	max LV-Gr.	HF
HCM	Oral (n = 13) Dosis: 160 mg	**−10**	−10	**−16**	**−35**	−1
KHK	Kontrolle (n = 10) vor – nach Angiographie	− 6	**+27**	=		−6
	Intrakoronar (n = 6) Dosis: x 1,9 mg	**−14**	− 9	**−28**		−5

LVSP, linksventrikulärer systolischer Druck; *LVEDP*, linksventrikulärer enddiastolischer Druck; *LVdP/dt*, linksventrikuläre maximale Druckanstiegsgeschwindigkeit; *max LV-Gr.*, maximaler linksventrikulärer Druckgradient; *HF*, Herzfrequenz

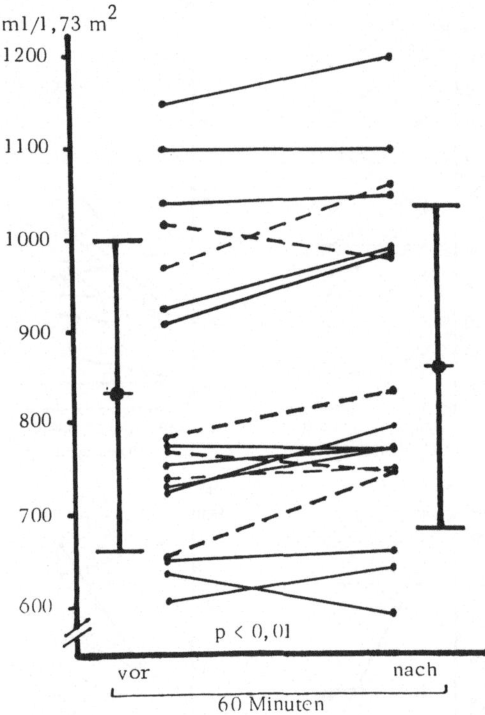

Abb. 5. Verhalten des Herzvolumens nach oraler Gabe von 160 mg Verapamil bei 18 Patienten, 12 Patienten mit hypertrophischer Kardiomyopathie (*HCM* –) und 6 Patienten mit koronarer Herzkrankheit (*KHK* - - -). Im Mittel aller Patienten kommt es zu einer zahlenmäßig zwar geringen, statistisch jedoch signifikanten Zunahme des Herzvolumens von 830 auf 857 ml/1,73 m² Körperoberfläche

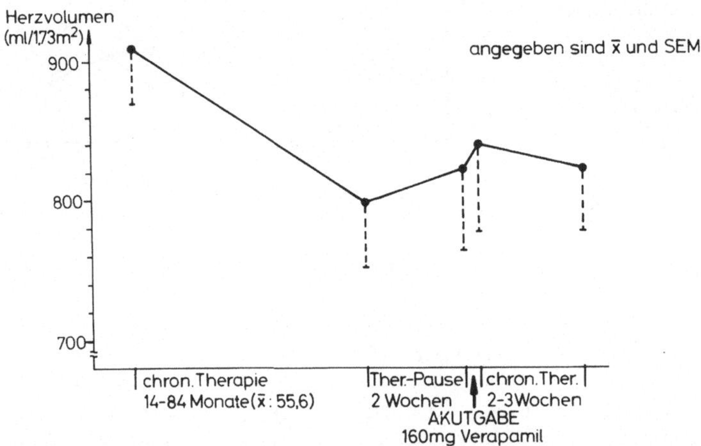

Abb. 6. Änderung des Herzvolumens bei Patienten mit hypertrophischer Kardiomyopathie während chronischer Behandlung, einer 2wöchigen Therapiepause, nach Akutgabe von 160 mg Verapamil und nach erneuter 2–3wöchiger Dauerbehandlung (n = 9). Bei chronischer Therapie nimmt die Herzgröße ab, nach einer Therapiepause und nach einmaliger Verapamilgabe hingegen zu

fekte erklärt werden. Sie läßt sich nur über kardiale Effekte erklären, wobei dem Kalziumantagonismus an der Herzmuskelzelle besondere Bedeutung zukommt. Aufgrund früherer Untersuchungen geht hierbei die Herzvolumenabnahme auf eine Verkleinerung sowohl des linksatrialen Durchmessers als auch der linksventrikulären Muskelmasse zurück [3].

Zusammenfassung

Bei 13 Patienten mit hypertrophischer Kardiomyopathie und 6 Patienten mit koronarer Herzkrankheit wurde die Wirkung von oral und intrakoronar appliziertem Verapamil untersucht. Diesen Patienten wurde eine Kontrollgruppe von 10 Koronarkranken gegenübergestellt, bei denen die auf die Herzkatheteruntersuchung zurückzuführende Änderung der linksventrikulären Haemodynamik gemessen wurde.

Die intrakoronare Verapamilgabe von im Mittel 1,9 mg führt zu ausschließlich kardialen Effekten. Neben einer Abnahme des systolischen Druckes kommt es insbesondere zu einer deutlichen Verringerung der maximalen linksventrikulären Druckanstiegsgeschwindigkeit. Die orale Gabe führt ebenfalls zu einer Senkung des systolischen Druckes und der linksventrikulären Kontraktilität. Die Senkung des Füllungsdruckes ist nicht so ausgeprägt.

Die Änderung der linksventrikulären Haemodynamik nach oraler Gabe von 160 mg Verapamil ließ sich bei 18 Patienten, von denen 12 eine hypertrophische Kardiomyopathie und 6 eine koronare Herzkrankheit hatten, anhand einer signifikanten Zunahme des röntgenologisch bestimmten Herzvolumens nachweisen. Da im Gegensatz hierzu die chronische Behandlung der hypertrophischen Kardiomyopathie zu einer Herzvolumenverkleinerung führt, müssen unterschiedliche Mechanismen für die nach akuter und chronischer Verapamilgabe gemachten Beobachtungen angenommen werden. Die nach einmaliger Verapamilgabe beobachtete Herzvolumenvergrößerung ist auf haemodynamische Änderungen zurückzuführen; die nach chronischer Behandlung objektivierte Herzvolumenverkleinerung ist hingegen Folge einer Verkleinerung des linksatrialen Durchmessers und einer Abnahme der linksventrikulären Muskelmasse, sie ist somit auf den myokardialen Kalziumantagonismus zurückzuführen.

Literatur

1. Bayer R, Hennekes R, Kaufmann R, Mannhold R (1975) Inotropic and electrophysiological actions of Verapamil and D 600 in mammalian myocardium. I. Pattern of inotropic effects of the racemic compounds. Nanuyn Schmiedebergs Arch Pharmacol 290:49
2. Ferlinz J, Easthope JL, Aronow WS (1979) Effects of Verapamil on myocardial performance in coronary disease. Circulation 59:313
3. Hopf R, Kaltenbach M (1982) Die hypertrophische Kardiomyopathie. Möglichkeiten der kalziumantagonistischen Behandlung. Thieme, Stuttgart New York
4. Hopf R, Keller M, Kaltenbach M (1976) Die Behandlung der hypertrophen obstruktiven Kardiomyopathie mit Verapamil. Verh Dtsch Ges Inn Med 82:1053
5. Kaltenbach M, Hopf R, Keller M (1976) Calciumantagonistische Therapie bei hypertroph-obstruktiver Kardiomyopathie. Dtsch Med Wochenschr 101:1284
6. Kaufmann R (1977) Differenzierung verschiedener Kalzium-Antagonisten. MMW [Suppl] 119:6
7. Vincenzi M, Morlino T, Allegri P et al. (1981) Changes in cardiovascular function induced by Verapamil in healthy subjects and in patients with ischemic heart disease. Clin Cardiol 4:15

Transluminal Coronary Angioplasty and Intracoronary Thrombolysis

Coronary Heart Disease IV

Editors: M. Kaltenbach, A. Güntzig, K. Rentrop, W.-D. Bussmann
With contributions by numerous experts
1982. Approx. 210 figures, approx. 62 tables. Approx. 480 pages
Cloth DM 128,–. ISBN 3-540-11219-7

Contents: Transluminal Angioplasty. Development and Experiences. – Functional Results of TCA. – Successful and Unsuccessful TCA. – Techniques. – Complications. – Experimental Results. – New Applications of Transluminal Angioplasty. – Coronary Fibrinolysis in Acute Myocardial Infarction. – Borderline Indications for TCA. – Angioplasty in Peripheral and Renal Arteries.

Two procedures of vital interest to modern cardiology are covered in this work. The first – transluminal coronary angioplasty for arterial stenoses – has been responsible for significant advances in the care of coronary heart diseases in recent years. The techniques of this method and the results it has achieved in over 1000 cases are presented in detail. Its acute and long term effects are compared with those of bypass surgery. Complications and how they can be avoided are discussed, as are new indications including coronary spasms, infarct and polyvascular diseases. Also included are studies on the dilation of peripheral arteries, renal arteries, and the carotid and vertebral arteries.
The comprehensive survey afforded the second procedure – intracoronary fibrinolysis – includes a critical evaluation of methods for improving left-ventricular function, problems in acute care, and intravenous streptase therapy.
This up-to-date review of two important new invasive techniques will serve as a source of practical advice for students, internists and cardiologists alike.

Cardiomyopathy and Myocardial Biopsy

Editors: M. Kaltenbach, F. Loogen, E. G. J. Olsen
In cooperation with W.-D. Bussmann
With contributions by numerous experts
Corrected printing. 1978. 203 figures, 56 tables. XIV, 337 pages
Cloth DM 64,–. ISBN 3-540-08474-6

Hypertrophic Cardiomyopathy

The Therapeutic Role of Calcium Antagonists

Editors: M. Kaltenbach, S. E. Epstein
1982. 172 figures. XIV, 334 pages
Cloth DM 78,–. ISBN 3-540-11065-8

Contents: Clinical and Anatomical Characterization of Hypertrophic Cardiomyopathy. – Cardiomyopathy in Animals and Therapeutic Interventions. – Effects of Acute Administration of Verapamil in Patients with Hypertrophic Cardiomyopathy. – Treatment of Hypertrophic Cardiomyopathy with Verapamil. – Long-Term Results of Different Therapeutic Interventions in Comparison with Verapamil. – Effects of Different Calcium Blockers and Implications Regarding Therapy of Hypertrophic Cardiomyopathy. – Clinical Pharmacology of Verapamil in Hypertrophic Cardiomyopathy. – Subject Index.

The past few years have witnessed an explosion in our knowledge of the pathophysiology and clinical treatment of hypertrophic cardiomyopathy (HCM). Foremost among the advances scored in this area has been the therapy of HCM with calcium antagonists, initiated in 1973 in Frankfurt with intensive independent studies undertaken in Bethesda, Maryland.
Edited by two of the leading figures in this area, this book provides an overview of therapeutic experiences in the use of calcium antagonists – notably verapamil – in the treatment of HCM collected from institutions the world over. With its careful evaluation of the latest results in the field it will help pave the way toward the effective medical control of both HCM and myocardial hypertrophies of other origins as well.

Vom Belastungs-EKG zur Koronarangiographie

Von M. Kaltenbach, H. Roskamm, G. Kober et al.
Unter Mitarbeit zahlreicher Fachwissenschaftler
1980. 318 Abbildungen, 29 Tabellen. XI, 357 Seiten
Gebunden DM 148,–. ISBN 3-540-09861-5

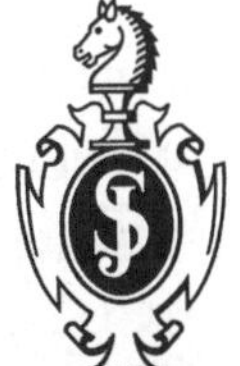

Springer-Verlag Berlin Heidelberg New York

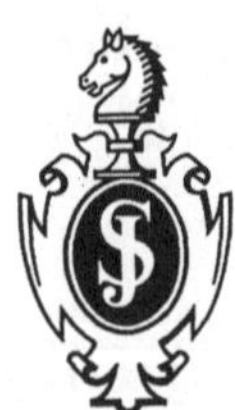